FAKTuell -Verlag

Wir machen´s einfach!

D1734081

Wissen hat keinen finalen Aspekt!

FAKTuell -Verlag
Wir machen´s einfach!

FAKTuell -Verlag

Wir machen´s einfach!

Monika Berger-Lenz
Christopher Ray

faktor-L * Neue Medizin 7
Das Selbst und das Ich - Spurensuche

Ein Esstischgespräch mit Irene Behrmann zur
Regressionstherapie

Sachbuch © 2009
Reihe: faktor-L * Buch 7
FAKTuell-Verlag

Herausgeber
Christopher Ray

Legende

Es ist leicht, an Ärzte und die sogenannte Wissenschaft zu glauben. Man erspart sich damit das Mitdenken und Zweifel. Verantwortung kann man so abgeben, statt sie selbst tragen zu müssen. Aber irgendwann wird das unbefriedigend. Spätestens dann, wenn man sich den Beipackzettel eines beliebigen Medikaments angesehen hat. Intensiv. Die sogenannten Nebenwirkungen sind erschreckend dominant. Das geben die Produzenten sogar öffentlich zu. Eben in der Rubrik Nebenwirkungen. Wohlwissend, dass der Durchschnittspatient seinem Arzt meist blind vertraut.

Schwindet das Vertrauen, oder wächst einfach die Neugier, kommt man dahinter, dass die versprochene Hauptwirkung weniger dominant und nachgewiesen ist, als die Summe der Nebenwirkungen. Das ist der erste Schritt zum mündigen Patienten.

Vorstellung

Irene Behrmann ist Regressionstherapeutin, die eine eigene Therapielinie entwickelt hat und diese erfolgreich praktiziert und lehrt. Als Autorin und Herausgeberin hat sie bereits zwei Bücher zum Thema veröffentlicht. Im faktor-L Forum moderiert sie den Bereich Pränatalzeit und Geburt. Ihr besonderes Anliegen ist die Rückkehr zur natürlichen enttraumatisierten Geburt und die Reduzierung von Kaiserschnitt-Geburten auf Notfälle.

FAKTuell ® Redaktion & Verlag
Monika Berger-Lenz
An den Birken 5
D-02827 Görlitz

***

www.FAKTuell.de

***

Lektorat: Anne Schlesinger
Umschlag & Layout: Claudia von Hausen * GOpress.de

***

1. Auflage – 02-2009
Herstellung und Verlag dieser Ausgabe:
Books on Demand GmbH * Norderstedt

***

***

ISBN: 9783837091540

Prolog
Ein paar Worte vorab

„Stelle die nächste Frage und die nächste Frage und die daraus resultierenden", hat Theodore Sturgeon uns vor mehr als einem halben Jahrhundert aufgefordert. Erst wenn die Frage im Raum steht, wird sich jemand um die Antwort bemühen. Dies ist wieder so ein Frage- und Antwort-Buch. Das Siebente in unserer faktor-L-Reihe.

Angefangen hat alles mit der schulmedizinischen Diagnose Krebs bei einem Familienmitglied. Wir haben nach Alternativen gesucht, weil uns bei unserer Recherche schnell klar wurde, dass es keine Chemotherapie gibt. Chemo ja! Therapie nein! Bei einer Mortalitätsrate von mehr als 90 Prozent innerhalb von fünf Jahren kann von Therapie keine Rede sein. Mein Schwiegervater hat die Chemo-Behandlung nur knapp zwei Jahre überlebt. Aber das wollen wir hier nicht zum zentralen Thema machen.

Eine Alternative, die Alternative, haben wir dennoch gefunden. Doktor Hamers Neue Medizin (NM). Aus journalistischer Neugier und persönlicher Betroffenheit haben wir uns mit seinen Aussagen über „Krebs und alle anderen sogenannten Krankheiten" auseinandergesetzt. Seine Formel „DHS-HH-SBS" fanden wir bestätigt. Die sogenannten Krankheiten sind tatsächlich (ehemals) „Sinnvolle Biologische Sonderprogramme" (SBS) unseres Organismus'.

Ehemals, weil sie aus einer Zeit resultieren, in der unsere Vorfahren gerade aus dem Wasser gestiegen waren und sich erst in unserer neuen Umwelt einrichten mussten. Die Sonderprogramme resultieren folglich aus einer prähistorischen Umgebung. Heute laufen sie unter veränderten zivilisatorischen Aspekten ab. Häufig synonym.

Beispiel: Ein Verhungerungskonflikt, der früher tatsächlich mit akutem Nahrungsmangel einherging, kann heute schon auftreten, wenn man seinen Lohnarbeitsplatz und damit sein Ein- oder Auskommen gefährdet sieht.

Die nächste Frage, die sich nach dieser Erkenntnis anbietet, ist wohl: „Was nutzt uns dieses Wissen um die Neue Medizin?" Zuerst nimmt es uns die Angst, die Panik, die durch schulmedizinische Diagnosen (wie Krebs) automatisch ausgelöst werden. Wer sich ausführlich mit der Neuen Medizin beschäftigt und auseinandersetzt, der versteht den natürlichen Ablauf.

Bei vielen sogenannten Krankheiten genügt es, die sogenannte Heilung oder Konfliktlösung einfach hinzunehmen, das Sonderprogramm einfach ablaufen zu lassen. Manchmal ist das Konfliktpotential aber so groß, dass die Bewältigung ohne Hilfe nicht möglich ist.

Dann fragen wir uns: „Was können wir tun, um eine Konfliktlösung (Heilung) zu erreichen und möglichst schadlos zu überstehen?" Und genau hier herrscht Forschungs- und Handlungsbedarf. Dieses Buch ist wieder ein Schritt in die Richtung einer möglichst unkomplizierten Therapie, die nicht mit Pharmagiften ad absurdum geführt wird.

Wir haben uns mit der Therapeutin Irene Behrmann zu einem Esstischgespräch zusammengesetzt, wie wir das bereits erfolgreich mit Dr. Stefan Lanka getan haben. Dieses Buch ist Ihr Platz an unserem Tisch. Willkommen.

Görlitz, 1. Dezember 2008
Christopher Ray

Neue Medizin – ein Überblick für Einsteiger
Basiswissen

Gesundheit ist nicht etwas, das man durch Vorsorgeuntersuchungen erhält. Gesundheit ist ein Begriff für einen komplexen Zustand, der von Mensch zu Mensch relativ ist. Und der auf seinen persönlichen Erfahrungen, Erlebnissen, der Art, ob und wie er diese verarbeitet, basiert. Was wir heute Krankheit nennen, ist ein biologisches Sonderprogramm, das sinnvoll ist, sich nicht gegen den Körper richtet, sondern ihm helfen soll, einen Konflikt zu bewältigen. Die Grundlagen hierfür hat der deutsche Arzt Dr. Ryke Geerd Hamer in den 80er Jahren entdeckt und daraus die biologischen Naturgesetze formuliert. Er hat als Erster Konflikte dem entsprechenden Hirnareal und dem dazugehörigen Organ zugeordnet. So wissen wir heute, dass ein Todesangstkonflikt in der Lösungsphase zu einem Plus an Zellgewebe in der Lunge führt, das uns das Atmen erleichtern soll. Die Schulmedizin diagnostiziert das als Lungenkrebs. Auf der Basis dieses Wissens um die Neue Medizin erzielen einige Schulmediziner bereits heute beeindruckende Erfolge. Genannt sei hier Professor Dr. Ernst Stemmann, der als Experte für Neurodermitis gilt, und dessen Behandlungserfolge gern als Wunder bezeichnet werden.

Wer nicht an Wunder glaubt, und es auch sonst nicht so mit der Religion hat, dem sei das Studium der Neuen Medizin ans Herz gelegt. Sie ist die erste wissenschaftliche Erklärung für die Vorgänge im menschlichen oder tierischen Körper. An dieser Stelle sollen noch einmal ganz kurz die wichtigsten Eckpunkte dargelegt werden. Mehr Informationen gibt es in unseren bereits veröffentlichten Büchern zum Thema. Sie finden eine ausführliche Liste im Anhang.

Zu Beginn soll hier der Sozialhistoriker Eugen Rosenstock-Huessy zu Wort kommen. Er hat vor 50 Jahren die Entwicklung der Wissenschaft etwas näher unter die Lupe genommen. Sein Fazit hat er damals in dem Buch "Soziologie, Die Übermacht der Räume" zusammengefasst. Es ist weder optimistisch noch beruhigend, aber man kann es als durchaus realistisch bezeichnen.

Er schreibt darin:

Wir leben nicht im klerikalen Zeitalter, wo Laien und Klerus rangen; auch nicht im staatlich-politischen, als Staatsamt und Volk um Demokratie stritten. Die freie Wachstumsstelle im Wissenschaftlichen Weltalter liegt in einem neuen Spannungspaar, nämlich zwischen Forschung und Wissen. Dieses Kampfpaar ist noch weitgehend undurchschaut. Wir Gelehrten tarnen uns alle als Forscher, so wie der alte Klerus sich als Heilige gebärdete, um auf diese Weise die Zerreißung in hie Klerus, hie Volk hintanzuhalten. Das ändert nichts daran, daß heute die Gefahr der Erstarrung der Wissenschaft riesengroß heraufzieht.

Alexander von Humboldt hat von der wirklichen Geschichte der freien Entdeckung gesagt: sie durchläuft drei Stufen. Einer neuen Forschung wird zuerst entgegengehalten: das ist nicht wahr. Dann heißt es: jemand anders hat dies entdeckt. Am Ende heißt es: das haben wir längst gewußt.

Gelehrte sind eben tüchtig und deshalb ganz unfähig, den Umsturz ihrer Tugend zu lieben. Sie sind Wissenschaftsbeamte, und die stehen immer gegen den Amateur. Da aber freilich zur Wissenschaft offiziell Forschung gehört, so wie der Heilige Geist zur Kirche, so gibt es massenhaft Pseudoforschung, die mit dem Fortschritt der freien Forschung wettrennt; und die erstere allein wird von den amtlichen Stellen und Stiftungen gewissenhaft unterstützt, denn allein dies erscheint den Berufsbeamten der Wissenschaft unterstützungswürdig. Solche Scheinforschung handelt nach dem Grundsatz: Wasch mir den Pelz, aber mach mich nicht naß. Sie erforscht den Krebs nach den veralteten Ideen Pasteurs, als sei er die Tollwut. Sie untersucht die Religion nach den Vorstellungen Wellhausens, aber weil sie sich bei ihrer Forschung auf alte Autorität beruft, so wird sie ausgiebig finanziert.

Solange Gelehrte und Forscher beide arm bleiben, hat die echte Forschung Aussichten. Das war bis 1900 der Fall. Heute verschlechtert sich die Prognose für die Forschung, weil die dankbaren Völker "Die Wissenschaft" ausgiebig finanzieren. So verschiebt sich die Macht auf die Seite der Wissenden, gegen die Forschenden. Unsere Doktorfabriken und Rockefellerstipendiaten sind dafür beredte Zeugen.

Kaum etwas beschreibt die Situation, in der wir heute leben, treffender als diese Worte. Diese Tatsachen haben Auswirkungen bis in unsere Wohnzimmer. Es ist heute völlig normal, dass sich Menschen gegen Krankheiten impfen lassen, deren Ursache den "Wissenden" noch nicht einmal bekannt ist. Es genügt ein Consensus Omnium. Dieser Begriff aus der Philosophie bezeichnet die Übereinstimmung aller Menschen in bestimmten Anschauungen und Ideen. Noch heute wird er als Beurteilungskriterium für die Wahrheit und Verbindlichkeit von Wissen, Erkenntnissen und Normen angesehen.

Hier nun einige wissenschaftliche Fakten, auf denen die Neue Medizin basiert. Diese Gesetze gelten für Mensch und Tier gleichermaßen.

Wie bereits erwähnt ist das, was wir unter Krankheit verstehen, ein sinnvolles biologisches Sonderprogramm (SBS). Der Körper lässt es ablaufen, sobald er erkennt, dass etwas aus der Norm geraten ist und wieder zurechtgerückt werden muss. Dabei bildet der Körper eine Einheit aus Gehirn, Psyche und Organ. Das Gehirn ist die Schaltzentrale. Doch was auch immer passiert - es passiert auf allen drei Ebenen gleichzeitig.

Abgesehen von Vergiftungen und Verletzungen ist die Ursache für eine Krankheit oder ein SBS immer ein biologischer Konflikt. Oder einfacher: Der Organismus gerät aus den Fugen, beim Versuch, zu überleben. Man spricht von einem Konfliktschock als Auslöser.

Nicht jeder Schock löst sinnvolle biologische Sonderprogramme, sogenannte Krankheiten, aus. Damit der Organismus aus den Fugen gerät, müssen drei Kriterien erfüllt sein. Der Schock muss existenziell sein, also hochakut und dramatisch. Er muss das Individuum auf dem falschen Fuß erwischen, also plötzlich und unvorbereitet kommen. Und der Schock wird isoliert erlebt. Der Betroffene kann nicht darüber reden, kann sich keinem mitteilen. Diese drei Punkte müssen zeitgleich auftreten, damit es zu einem Konflikt kommt.

Ein Beispiel:
Ein Mensch muss seine Heimat plötzlich verlassen, weil er seine Familie und sich selbst vor einem Krieg retten will. Trifft ihn dieser Fakt überraschend, kann er nicht darüber reden und ist es für ihn hochdramatisch, so sind alle drei Punkte erfüllt und er erleidet einen Konfliktschock. In vielen Fällen wird das ein Flüchtlingskonflikt sein, bei dem sich der Betroffene mutterseelenallein fühlt. Je nachdem, wie ein Mensch empfindet, kann er aber auch einen anderen Konflikt erleiden, zum Beispiel einen Todesangstkonflikt. Möglich sind auch beide.

Wichtig zu wissen ist, dass jedes SBS in zwei Phasen verläuft. Das ist zum Einen die konfliktaktive Phase und das ist zum Zweiten die konfliktgelöste Phase. Bei einem Flüchtlingskonflikt sammeln die Nieren während der konfliktaktiven Phase das Wasser im Körper.

Zur Erinnerung: Wir stammen aus dem Meer. Archaisch gesehen, werden wir aufs trockene Land geworfen und müssen versuchen, die unwirtliche Gegend zu überleben. Unser Körper reagiert genauso als wären wir immer noch die Wasserlebewesen von einst.

Der biologische Sinn ist der, das lebenswichtige Wasser im Körper zu halten. Wird der Konflikt gelöst, scheiden die Nieren das Wasser wieder aus. Bei diesem Konflikt kann man beobachten, wie Betroffene binnen kürzester Zeit kiloweise Gewicht zulegen. In diesen Fällen handelt es sich nicht um Fett, sondern um Wasser. Ein Phänomen, das man auch ab und zu bei Gefangenen erlebt. Von der Zeit ihrer Festnahme bis zum Prozesstermin - normalerweise Wochen bis wenige Monate - sind einige nicht mehr wiederzuerkennen, weil sie wie Hefeklöße aufgegangen zu sein scheinen.

Bei jedem SBS wird - je nach biologischem Sinn - in der konfliktaktiven Phase entweder Gewebe auf- oder abgebaut. Im Fall des Flüchtlingskonflikts wurde Gewebe während der Konfliktaktivität aufgebaut, die Abflüsse der Nieren wurden dicht gemacht. Während der Konfliktlösung wird dieses nun überschüssige Gewebe abgebaut. Diese Arbeit übernehmen Pilze und Bakterien.

Was die genaue Ursache für ein SBS - die sogenannte Krankheit - ist, kann man herausfinden. Dabei muss man allerdings detektivisch vorgehen. Jedes Organ ist einem bestimmten Teil im Hirn zugeordnet. Auf einem Hirn-CT können deshalb geübte Neumediziner sofort erkennen, welche Programme aktiv sind, welche gelöst und wie lange manche Dinge bereits her sind. Denn jeder Konfliktschock hinterlässt im Hirn einen Einschlag, der als Schießscheibe erkennbar ist. Mit dem Wissen um die Zuordnung der Hirnbereiche zu den unterschiedlichen Organen kann man Krankheiten diagnostizieren, Ursachen finden und beheben und über weitere Maßnahmen entscheiden.

Entscheidend ist hier unter anderem die Händigkeit. Die Händigkeit, die in der Medizin auch "Lateraldominanz" oder "Hemisphärendominanz" genannt wird, bedeutet, dass jedes Wesen eine bevorzugte Körperseite hat. Jeder Mensch und jedes Tier hat eine starke und schwache Seite.

Die starke Seite ist die Partnerseite, die schwache ist die Mutter-Kind-Seite. Personen, die wir als Mutter oder Kind empfinden, der pflegebedürftige Vater oder ein liebes Tier, betreffen die schwächere Körperhälfte. Das ist beim Rechtshänder die linke, beim Linkshänder die rechte Seite. Alle anderen Personen, ob Freund oder Feind, betreffen die starke Seite, die wir auch zum Kampf und zur Abwehr nutzen. Diese Seite kann man sich nicht aussuchen. Sie ist biologisch festgelegt.

Zwar haben Rechts- und Linkshänder die gleichen Konflikte. Bei Linkshändern schlagen diese Konflikte jedoch auf der entgegengesetzten Großhirnseite, als bei Rechtshändern, ein. Beim

Linkshänder schlägt der Konflikt auf der linken Großhirnhemisphäre ein. Das muss man wissen, um herauszufinden, was die Ursache für eine Krankheit ist und wie man diese Ursache abstellen kann.

Einen biologischen Linkshänder erkennt man nicht daran, dass er mit der linken Hand schreibt. Diese handwerklichen Tätigkeiten sind nicht aussagekräftig, da leicht umerziehbar. Nicht umerziehbar ist aber, wie ein Mensch beispielsweise ein kleines Kind hält. Hält er es auf dem rechten Arm, so ist das ein sicheres Zeichen dafür, dass er Linkshänder ist. Denn er behält die linke - die starke und geschickte - Hand frei, um eventuelle Feinde besser abwehren zu können. Rechtshänder werden Kinder links tragen. Ein Klatschtest kann ebenfalls Auskunft über die Händigkeit geben. Beim Linkshänder liegt die linke Hand oben, beim Rechtshänder ist es die rechte, die aktiv in die linke hinein klatscht.

Der Verlauf:
Erleidet man einen Konfliktschock, gerät man in Sympathicotonie. Man steht unter Stress, muss sich verteidigen. Während dieser Zeit ist man eher appetitlos, schläft wenig, fühlt sich nicht krank. Man steigert seine Leistung, um sein Problem zu lösen.

Sobald das geschafft ist, tritt die Vagotonie ein. Der Mensch wird müde, schlapp, die Körpertemperatur steigt, das Ruhebedürfnis wächst ebenso wie der Appetit. Häufig wird erst diese Phase als Krankheit bezeichnet, obwohl sie doch tatsächlich die Heilungsphase ist.

Wer seinen Konflikt nicht lösen kann und konfliktaktiv bleibt, zehrt sich selbst auf. Der Dauerstress fordert sämtliche Energieressourcen des Körpers. Übrigens: Die Heilungsphase ist laut Dr. Hamer etwa genauso lang wie die konfliktaktive Phase. Neuere Erkenntnisse deuten allerdings darauf hin, dass eine sehr lange Konfliktaktivität auch in einem deutlich kürzeren Zeitraum gelöst werden kann. Allerdings ist die Epikrise dann meist so heftig, dass sie lebensgefährlich werden kann.

Zum besseren Verständnis:
Die fünf biologischen Naturgesetze

1. Die Eiserne Regel des Krebs
Jede Erkrankung ohne Zellprozess wird durch einen biologischen Konflikt verursacht. Der biologische Konflikt bestimmt im Augenblick seiner Manifestation den weiteren Verlauf. Der biologische Konflikt ist immer existenziell, unerwartet und isolativ für das Individuum.

2. Das Gesetz von der Zweiphasigkeit
Alle Krankheiten, die wir kennen, ist jeweils nur eine von zwei möglichen Phasen. Die zweite, die heiße Phase (Vagotonie), folgt auf die Konfliktlösung und wird oft als einzige wahrgenommen.

3. Das entwicklungsgeschichtlich bedingte System der Tumoren und krebsähnlichen Erkrankungen
Dieses Gesetz erklärt, warum welches Gewebe sich in welcher der beiden möglichen Phasen auf welche bestimmte Art und Weise verhält, welcher Gehirnteil es steuert, und welche Kategorie von Konflikten dieses Gewebe bedient. Es ist das Gesetz der Keimblattzugehörigkeit, aus dem sich alle konfliktiv bedingten Krankheitsbilder ableiten lassen.

4. Das entwicklungsgeschichtlich bedingte System der Mikroben
In diesem Gesetz ist beschrieben, welche Art von Mikroorganismen welchem Gewebstyp zugeordnet sind. Mit Kenntnis dieses Gesetzes lassen sich sämtliche sogenannte "Infektionskrankheiten" einer Konfliktkategorie, somit einem Gehirnteil, zuordnen.

5. Das Gesetz vom Verständnis einer jeden sogenannten Krankheit als sinnvolles biologisches Sonderprogramm der Natur
Dieses Gesetz ist - im Gegensatz zu den vorangegangenen - kein eigens klinisch prüfbares Gesetz, sondern der Konsens, die Zusammenfassung aus der zuvor gewonnenen Erkenntnis.

Die Forschung auf diesem Gebiet steckt noch nicht einmal in den Kinderschuhen. Ein Anfang ist durch Hamers Erkenntnisse gemacht. Einige Interessierte - Mediziner, Therapeuten und Laien - forschen weiter. Ein Hauptproblem in der Neuen Medizin ist die Therapie. Mit der Lösung des Konflikts hat man die Ursache gefunden und beseitigt. Doch die Auswirkungen können schwerwiegend sein. Nur wenige Menschen sind heftigen Heilungsverläufen allein gewachsen. Sie brauchen Begleitung, Unterstützung, Pflege.

Ein zweites Problem ist die Ursachenforschung selbst. Häufig reichen die Ursprungskonflikte so weit in die Vergangenheit, dass man sich nicht mehr bewusst daran erinnert. Möglicherweise hat man sie als Kind erlitten. Oder sogar als Embryo im Mutterleib. Gerade der letzte Punkt ist in der Neuen Medizin noch völlig unbeleuchtet. Wenn Sie dieses Esstischgespräch gelesen haben, wird Ihnen allerdings klar sein, dass bereits Embryos fühlen und Konfliktschocks erleiden können. Und dass diese Konfliktschocks sie ein Leben lang begleiten. Sie zu lösen, ist eine echte Herausforderung.

Eine Möglichkeit dazu bietet die Regressionstherapie. Dabei führt sich der Klient selbst in seine Vergangenheit zurück, forscht in seinem Körper nach den Ursprüngen seiner Probleme. Das geschieht nie gegen seinen Willen.

Der Therapeut muss dabei eine besondere Gabe besitzen: Er muss den Klienten als Chef in der Sache anerkennen, ihn begleiten und sich selbst zurücknehmen. Ein Talent, das heute nur wenige Menschen haben und das möglicherweise eine Ursache für die geringe Zahl an Regressionstherapeuten in Deutschland ist.

Sicher ist, dass auch die Regressionstherapie, die Irene Behrmann in dieser Art entwickelt hat, früher oder später Standard werden wird.

Zur Erinnerung:

Den Weg hat Alexander Humboldt bereits zu seiner Zeit aufgezeichnet.

"Die freie Entdeckung durchläuft drei Stufen.

Einer neuen Forschung wird zuerst entgegengehalten: das ist nicht wahr.

Dann heißt es: jemand anders hat das entdeckt.

Am Ende schließlich heißt es: das haben wir längst gewusst."

Görlitz, 1. Januar 2009
Christopher Ray & Monika Berger-Lenz

Das Selbst und das Ich - Spurensuche
Ein Gespräch am Esstisch

Monika Berger-Lenz: Was ist eigentlich der Unterschied zwischen dem, was man sich allgemein vorstellt unter einer Rückführung und der Regressionstherapie. Es gibt ja auch Therapien bei denen man in Trance versetzt wird zum Beispiel. Das ist ja ein ganz wichtiger Unterschied, oder?

Irene Behrmann: Das stimmt. Es gibt einen ganz gravierenden Unterschied, der darin besteht, dass wir es bei der Regressionstherapie mit einem natürlichen Prozess zu tun haben. Es ist ein natürlicher Prozess des "In sich Hineinspürens", des "In sich hineinhören können", Erinnerungen zu wecken. Das geht nur dann, wenn man wach ist, wenn man bewusst ist. Wenn man in diesem Bewusstsein handlungsfähig ist.

Verschiedene andere ähnliche Vorgehensweisen gehen dagegen von der Meisterschaft des Therapeuten aus, der es versteht, jemanden in einen bestimmten Zustand zu versetzen, damit bestimmte Prozesse ablaufen können.

Monika Berger-Lenz: Also, in diesem Fall muss der Klient auch selbst bestimmen, wo er hin will, wie er das macht, welchen Weg er nimmt, wo er aufhört, oder?

Irene Behrmann: Wir geben die entsprechenden Anstöße. Wir wünschen das, weil wir glauben, dass dieser selbstverantwortete Prozess wichtig ist. Der darf auch ein paar Schlenker machen.

Es geht nicht darum, dass jemand sagt, ich möchte heute zum Beispiel mein Krankenhaustrauma im Alter von einem Jahr aufarbeiten. Das kann auch mal der Wunsch sein. Aber in der Regel ist es so, dass die Ergebnisse besser sind und weiter gehen, wenn jemand ergebnisoffen in so eine liegende Arbeit hinein geht. In diesem

Vertrauen auf das Gesamtsystem. Der Mensch besteht ja aus verschiedenen Aspekten, die alle ineinandergreifen. Dieses ineinandergreifende System zeigt, wenn wir gelernt haben, es zu identifizieren, wie die Gedanken mit den Gefühlen zusammenhängen. Wie die Gefühle mit dem Körper, der Körper mit den Gedanken und alles miteinander. Es gibt da eine Wechselbeziehung. Das kann ich nur bei ganz wachem Verstand erfahren.

Monika Berger-Lenz: Ich stelle mir das aber schwer vor. Ich kann mir vorstellen, dass viele Menschen das überhaupt nicht können, dass sie das erst lernen müssen. Ich denke, es ist schwieriger hinzugehen und selbst diesen Weg bewusst zu gehen als wenn man von einem Therapeuten in diesen Zustand versetzt wird, wie es beispielsweise in der Hypnose getan wird oder in der Rückführung.

Irene Behrmann: Es ist auch tatsächlich oft so eine bange Frage: Was passiert wenn ich mich dahin lege und da passiert nichts?
Das ist noch nie passiert. Es ist immer eine Wahrnehmung da. Es gibt immer eine Körperwahrnehmung. Dass ich auf einer Unterlage liege, dass ich mich hart liegen fühle oder dass ich das Gefühl habe zu schwitzen. Oder es kommt ein Gedanke. Es gibt keine Nichtwahrnehmung.

Der entscheidende Schritt ist, erst einmal zu entängstigen. Das ist ein wichtiger Vorlauf, den Therapeuten, die mit dieser Methode arbeiten, erst einmal grundsätzlich mit dem Klienten besprechen müssen. Es kann schon allein das Hinlegen, und zwar in Rückenlage, Angst hervorrufen. Bei Menschen, die schon eine Vorschädigung haben. Die also in dieser Position Erlebnisse hatten. Bei ihnen kann das bereits ein Trigger sein, der Ängste hervorruft.

Das darf sein. Das ist kein Hindernisgrund, sondern es ist wichtig, dass man sich das als Therapeut klar macht und dann erst einmal Zwischenschritte anbietet. Solange solche Erfahrungen nicht bewusst sind, wirken sie sich so aus.

In so einem Fall könnte es sein, dass ein Klient damit irgendeine Ohnmachtserfahrung verbindet. Aber er kann es noch nicht klären, weil das Wissen darum verdrängt ist. Dann ist es wichtig, dass man erst einmal sitzend anfängt und schaut, ob es da etwas Reales im Hintergrund gibt.

Christopher Ray: Wenn ich so etwas machen möchte, brauche ich da überhaupt einen Therapeuten dazu? Oder kann ich das auch selbst tun? Einfach für mich?

Irene Behrmann: Du kannst es auch für Dich machen, sofern Du Dich traust. Wenn Du ein Geländer hast, also sozusagen Schritte: Was mache ich denn, wenn das und das ist.

Angenommen, Du legst Dich auf die Matte und Du merkst, Dein linkes Knie tut weh. Du merkst, es zieht und spannt. Diese Anspannung kannst Du ausdrücken. Dann würde ein ganz normaler Suchprozess anfangen. Wir haben die Erfahrung gemacht, dass diese Einzelwortarbeit, also das auszudrücken, was ich wahrnehme, dass die sehr effektiv ist, weil dadurch so eine Suchbewegung im Gehirn einsetzt.

Monika Berger-Lenz: Also angenommen ich liege auf dem Rücken, stelle fest, mir tut mein Knie weh, dann sage ich "Knie".

Irene Behrmann: Nein. Dann würde ich mir erst mal beschreiben lassen, was für eine Art von Schmerz das ist. Da gibt es ja ganz verschiedene Arten. Das kann ein Ziehen sein, ein Pochen, es können Stiche sein, es kann Hämmern sein, also ganz verschieden. Und die Wörter, die die Klienten nutzen, ausschließlich mit diesen Wörtern arbeiten wir. Denn unsere Erfahrung ist, dass das nie Zufall ist, was für ein Wort benutzt wird.

Ein Beispiel: Ich habe vor einigen Tagen mit einer Klientin gearbeitet, die beschrieb das Schlagen ihres Herzens und sagte: "Das schlägt." Sie blieb bei dieser Beschreibung: "Es schlägt". Ich sagte zu ihr: "Nehmen

Sie dieses Wort schlagen und wiederholen Sie das in dieser Einzelwortarbeit."

Dann hat sie das Wort benutzt: "Schlagen, schlagen". Dann sagte sie: "Wissen Sie was? Ich merke jetzt, ich möchte meine Mutter schlagen."

Ich wäre im Leben nicht drauf gekommen und tatsächlich ist klar geworden, dass dieser Herzschlag dieser Frau mit unheimlicher Wut und Ärger zusammenhing, die sie auf ihre Mutter hatte. Und so ging die Dialogarbeit weiter. Ich wäre normalerweise nicht darauf gekommen. Und so kann das mit dem Knie auch sein. Die Art und Weise, wie der Schmerz beschrieben wird, ist sehr entscheidend für das, was das Gehirn in Suchbewegung bringt und was dann damit assoziiert wird.

Christopher Ray: Also ist es schon besser, wenn man einen erfahrenen Therapeuten an seiner Seite hat, der darauf eingehen kann.

Irene Behrmann: Am Anfang auf jeden Fall. Wenn man sein eigenes System verstanden und gemerkt hat, wie das funktioniert und vor allem, dass es ungefährlich ist, wenn ich das erfahren habe, kann ich sehr wohl auch allein diese Arbeit machen.

Allerdings würde ich eine Einschränkung machen an der Stelle, wo es um sehr tiefgehende Ängste geht. Da bremst der Körper aus, da komme ich allein nicht weiter. Hier sollte ich mir eine Person suchen, die mich durch diese Ängste hindurch begleitet. Das ist sehr wichtig. Wenn der Körper ausbremst macht er das, indem ich abschweife. Oder ich merke, ich bin ja hier. Das sind Schutzmechanismen. Das ist auch in Ordnung. Die setzen sofort ein. Der Körper würde sofort mit diesen Schutzmechanismen reagieren.

Monika Berger-Lenz: Ich habe nach dem Lesen Deiner Bücher festgestellt, dass es offenbar ganz wichtig ist, wie der Therapeut die Sache angeht. Du hast das mehrmals beschrieben. Dass er vorsichtig sein muss, dass er nicht seine eigenen Gefühle hineinbringt, seine eigenen Empfindungen. Dass er nicht spiegelt und überträgt.

Irene Behrmann: Bei dieser Methode ist es erforderlich, dass man ein Mindestmaß an Selbsterfahrung gemacht hat als Therapeut, um zu wissen und zu spüren, wie fühlt sich das an.

Das ist das Eine. Das Andere ist: Alte Themen müssen erkannt werden, ihre Verzweigungen, bei jedem. Und zuerst bei sich selbst. Dann kann man das zunehmend auch abgrenzen. Dann weiß ich, wenn ich einen Klienten habe mit einer bestimmten Thematik, bei der mir dann selbst die Tränen kommen, dass ich da noch etwas zu tun habe.

Das ist ein wichtiger Aspekt. Dass ich mich nicht da einmische und sage: "Sie tun mir so leid, ich möchte Sie am liebsten in den Arm nehmen..." Das darf überhaupt nicht sein.

An der Stelle möchte ich auch noch einmal klar zu Körpertherapien abgrenzen. Wir sind ganz konsequent darin, dass wir unsere Klienten nicht berühren. Weil jede einzelne Hautberührung die Gesamtwahrnehmung verändert. Ich denke, dass es ganz wichtig ist, die Klienten in ihrer Selbstwahrnehmung nicht zu stören. Das ist unabdingbar.

Es verbietet sich auch eigentlich, wenn wir sehen, wie Menschen, die zu uns kommen, entfrieren. Wie ihre Gefühle aufwachen. Wie sie lernen, sich wahrzunehmen, die Realität wahrzunehmen, und das zu artikulieren. Das ist ein weiterer wichtiger Punkt, der in anderen Therapieansätzen vielleicht nicht so eine wichtige Rolle spielt. Dieser Selbstausdruck.

Christopher Ray: Ich stelle mir das auch schwer vor, das dann in Worte umzuwandeln, auszudrücken.

Irene Behrmann: Das ist auch schwer. Deswegen ist es wiederum auch einfach, einzelne Wörter zu benutzen. Nehmen wir mal ein Beispiel:

"Allein". Wenn eine Klientin sagt: "Jetzt kommt das Gefühl 'allein' hoch". Wenn sie das Wort sechs- oder siebenmal ausspricht, langsam, dazwischen atmend, dann weiß sie, wovon sie redet. Sie muss mir das nicht erklären. Das ist der Punkt. Ich muss nicht jedes einzelne Detail wissen. Sie artikuliert aber ihr Alleinsein und es wird zu einer Mitteilung. Da gehört es nämlich auch hin. Als Kind konnte sie es nicht sagen.

Das ist ein ganz wichtiger Aspekt, der dann wieder die Selbstregulation des Gesamtsystems verändert. Wenn unsere Gefühle, wie zum Beispiel Alleinsein, nicht zum Ausdruck kommen, kann das soziale System nicht reagieren. Es merkt ja keiner. Und das Kind bleibt weiter in der Isolation. Oder auch ein Erwachsener. Indem ich das artikuliere, zum Ausdruck bringe, reagiert das soziale System. Dann kann man immer noch sagen: "Das interessiert uns nicht". Aber dann kann ich eine Wut kriegen und sagen: "Und das hat Dich doch zu interessieren".

Kinder, die mit so einem Gefühl in der Einsamkeit gelassen werden lernen irgendwann: "Es hat sowieso keinen Zweck. Ob ich denen das sage oder nicht. Es reagiert keiner." Für solche Kinder ist das eine Basiserfahrung: Nicht ernst genommen zu werden, keinen Platz in der Familie zu haben, anderen schlimmen Erfahrungen ausgesetzt zu sein, sich nicht Hilfe holen zu lernen, sich nicht zu wehren. Wenn dieser Grundartikulation, die jedes Kind von Geburt an hat, nicht Raum gegeben wird, kommt es zu diesen Erfahrungen.

Deshalb betonen wir das in der Therapie so. Denn wir machen immer wieder die Erfahrung, dass sich die ganze Physiologie, das Gleichgewicht, verändert. Der Muskeltonus verändert sich, der Druck, der vorher auf der Brust war, die Atemschwierigkeit. Und das hat ausschließlich mit diesem Selbstausdruck zu tun. Was damals nicht ging, kommt jetzt nachträglich in diese therapeutische Situation. Und ich habe da jemand - den Therapeuten - der darauf reagiert. Wir gehen auch mit. Wir sagen kleine Silben oder "genau, das machen Sie jetzt richtig, bleiben Sie dran". Wir ermutigen. Wir loben natürlich und verstärken. Damit weiß der Klient: "Ich darf das. Endlich darf ich mal was sagen. Endlich darf ich sagen, wie schlecht es mir geht."

Das verändert die gesamte Gefühlslage, die somatische Situation, die Befindlichkeit. Unter Umständen ist so ein Knieschmerz hinterher abgeschwächt, ist nur noch ein Druck da oder sogar ganz aufgelöst. Das kommt vor. Und nicht selten.

Der Knieschmerz zum Beispiel stand für einen Wutanfall, den jemand unterdrückt hat. Er hatte nicht getreten, obwohl er es gewollt hätte. Dahinter können Ohnmachtserfahrungen stehen. Sich nicht wehren zu können. Diese festgehaltene Spannung kann in einen Knieschmerz münden.

Monika Berger-Lenz: Wenn jemand das erste Mal zu Dir kommt, kann der sich dann gleich so öffnen? Auf Anhieb?

Irene Behrmann: Das passiert meist auch nicht. Das kommt dann vor, wenn jemand die Literatur durchgearbeitet und sich schon informiert hat. Wenn jemand also gelesen hat und genau weiß, was auf ihn zukommt, und sagt: "Jetzt aber ran".

Solche Leute gibt's. Das sind Einzelfälle. Aber es kommt vor. Um die muss man auch keine Angst haben. Der Regelfall ist, dass jemand kommt und sagt, er habe von der Therapie gehört. Und: "Ich war schon bei so Vielen, ich bin ganz ratlos" und so weiter. Meistens sind das Leute, die austherapiert sind. Ich habe überwiegend solche Klienten, und von solchen habe ich auch im Buch berichtet.

Christopher Ray: Kannst Du austherapiert kurz erklären?

Irene Behrmann: Ja, Menschen, die im Grunde alles unternommen haben. Sie waren bei den Neurologen, Hausärzten, Orthopäden. Da gibt es dieses Beispiel von einer jungen Frau, die Medizin studieren wollte. Da war während der Schwangerschaft der Mutter eine Zerklage gelegt worden. Die Gebärmutter wird dabei zugenäht um eine Frühgeburt zu verhindern. Sie hatte alles durch. Sie war im Grund verzweifelt. Sie fiel immer wieder um, sobald sie Blut sah. Sie nannten das Ohnmacht. Das war aber keine Ohnmacht Der Kreislauf war total intakt. Und wir fanden dann heraus, dass diese Zerklage die Ursache war. So, wie ihr das bewusst wurde, war das Problem verschwunden.

Monika Berger-Lenz: Das dauert aber einige Liegungen, oder? Bis da irgendetwas kommt.

Irene Behrmann: Nein. Im Regelfall geht das ziemlich schnell, dass Menschen auch an zentrale Themen kommen. Ich glaube das liegt daran, dass sie, wenn sie diese Hürde überwunden haben, diese Angst - "bei mir kommt nichts, was mache ich denn dann?" - dann wächst das Zutrauen zu sich selbst. Die Erkenntnis: "Ich funktioniere ja genauso wie andere". Dann können sie sich Zug um Zug immer besser auf sich einlassen, auf ihre Wahrnehmung.

Das ist im Grunde wie ein Parallelbewusstsein. Ich kann meinen Körper gleichzeitig wahrnehmen und mich mit der Therapeutin unterhalten. So eine Art Parallelbewusstsein, dass ich Körperwahrnehmung habe und gleichzeitig darüber reflektieren kann.

Das ist erwünscht. Dann ist der Wechsel so, dass ich immer wieder ermutige und sage, so funktioniert das. Also zum Beispiel „schwer" und „leicht". Die Hälfte des Körpers ist schwer, oder liegt höher. Oder es kommen auf Anhieb Körperwahrnehmungen, da staunt man manchmal. Da kommen manchmal Symbole. Dass jemand seinen Arm nicht mehr spürt und einen verdorrten Ast da hat. Oder man empfindet sich wie eine Steinfigur. Da fühlt sich jemand zur Hälfte wie aus Marmor.

Es kommen auch Schwebezustände vor, ganz spontan, auch bei Kindern und Jugendlichen. Das sind eigentlich immer Zustände, die darauf hinweisen, dass es da traumatische Erfahrungen im Hintergrund gibt. Das geht relativ einfach, selbstregulierend wie die Inhalte dazu zugeordnet werden. Dann kommen sie auch immer tiefer runter, aus diesem Schwebezustand, kommen wieder an, so dass sie die Unterlage wieder spüren. Sie merken das selber. Das ist phänomenal. Das ist eine Fähigkeit, die hat jeder Mensch. Da ist überhaupt nichts dran. Ich glaube, da hängen noch die Erfahrungen der Pioniere mit drin, dass viele Menschen glauben, das sei schwer.

Die haben ja so Experimente gemacht mit Schlafentzug, 24-Stunden-Marathon und so weiter. Und man hat geglaubt, man müsse bestimmte Techniken anwenden, sonst klappt das nicht. Man müsse die Leute isolieren. Sie dürften keine Uhren mehr tragen, müssten24 Stunden vorher allein auf ihrem Zimmer gesessen haben und so weiter. Das ist überhaupt nicht nötig. Wenn ich durch eine dieser Schulen gegangen wäre, würde ich das vermutlich auch glauben. Aber ich habe selbst experimentiert. Und da habe ich die Erfahrung gemacht, dass das einfach so funktioniert.

Christopher Ray: Da sind wir genau bei dem Punkt, der sehr interessant ist. Wie bist Du eigentlich zu dieser Therapie gekommen?

Irene Behrmann: Das hat eigentlich gar nicht so eine komplizierte Vorgeschichte. Dahinter steckt Alice Miller. Sie hat irgendwann mal für einen Schweizer Quereinsteiger geworben. Dieser Konrad Stettbacher hat ein sehr gutes Buch geschrieben. Das habe ich mir damals gekauft. Darin gab es eine Anleitung, wie man das auch allein machen kann. Ich habe mich daraufhin eine Woche in eine Bildungsstätte eingemietet, wo ich mit Essen gut versorgt war, habe mir ein Zimmer genommen und bin in Klausur gegangen. Ich habe das einfach ausprobiert. Das hat bei mir sofort funktioniert. Ich bin in die Regression gekommen. Ich habe mir aber vorher ein Geländer gemacht. Ich habe das also parallel auf Kassette aufgenommen, was ich sagte. Nach einer halben Stunde muss man ja ohnehin die Kassette umdrehen, so dass ich sehr präsent war. Ich habe schnell gemerkt, dass ich rational dabei war. Und die Körpererfahrung, Körpererinnerung, Dinge, die ich immer wissen wollte - wie bestimmte Sachen in meiner Kindheit waren - die konnte ich alle aufklären. Bestimmte Symptome, die mich damals verfolgt haben, konnte ich klären.

Monika Berger-Lenz: Kannst Du da ein Beispiel erzählen?

Irene Behrmann: Ja, da kann ich ein Beispiel sagen. Ich war damals in der Erwachsenenbildung tätig und bestimmte Frauentypen haben mir einen Knoten im Körper beschert. Das hat mich geärgert, weil ich das Gefühl hatte, ich bin befangen, ich kann mit denen nicht arbeiten. Ich habe aus Eigeninteresse gesagt, ich möchte jetzt wissen, wo das herkommt. Parallel flatterte mir dieser Literaturtipp über den Weg und ich habe diesen Knoten auflösen können.

Da hingen Gefühle drin, Gefühle, die etwas mit meiner Lebensgeschichte zu tun haben, mit ganz viel Trauer. Ich habe keinen Vater kennengelernt. Der ist im Krieg geblieben. Und meine Mutter muss sehr geweint haben in dieser frühen Zeit. Es gibt ein paar Informationen, die ich habe. Ich war sehr klein zu dieser Zeit, ein Vierteljahr alt, als mein Vater vermisst wurde. Ich hatte einfach einen Trauerkloß in mir. Den hatte ich noch nicht abgeweint. Er hat sich dadurch aufgelöst.

Christopher Ray: Und diese Frauen?

Irene Behrmann: Die haben mich an meine Mutter erinnert. Das waren auch Frauen, die so eine Mischung aus Trauer und Aggression ausdrückten und im Gesicht trugen. Eine bestimmte Mimik. Die hat in mir die Erinnerung wachgerufen an ein Erleben, das nicht verarbeitet war. Als mir das klar geworden war, wusste ich, dass dieser Weg ernst zu nehmen ist. Dann habe ich das weitergepflegt. Später habe ich es einem Arzt erzählt. Ich bin in kirchlichen Kreisen, da gibt es Gesprächskreise. Ein halbes Jahr später saß er dann mal auf dem Sofa und sagte: "Ich habe da so eine Patientin. Könntest Du Dir vorstellen, dass Du mit der einmal arbeitest? Wir wissen nicht mehr weiter."

Das war eine Frau, die sehr schwere Lendenwirbelschmerzen hatte. Jetzt denkt Ihr natürlich gleich neumedizinisch. Da liegt Ihr auch richtig. Behandlung, Medikamente, eine Kur, alles half nichts. Sie sollte mit 39 verrentet werden. Und sie sagte: „Ich versuche es".

Mit ihr habe ich dann genauso gearbeitet, wie ich das bei mir ausprobiert hatte. Das war meine erste Arbeit. Mit ihr habe ich die Einzelwortarbeit entdeckt. Ich habe sie nämlich aussprechen lassen, die Art der Schmerzen beschreiben lassen. Es war einfach eher intuitiv. Die Frau konnte nach einem Dreivierteljahr wieder arbeiten. Sie arbeitet heute noch.

Monika Berger-Lenz: Neumedizinisch betrachtet muss sie einen Selbstwerteinbruch gehabt haben...

Irene Behrmann: Ja, ein Selbstwerteinbruch. Durch eine sehr konkurrierende Mutter war der entstanden. Die ganze Familienkonstellation war so, dass sie als Mädchen dem Bruder nachgeordnet war.

Ein Lieblingstier von ihr war zum Beispiel weggebracht worden, als der Bruder geboren wurde. Weil nun der Bruder da war, konnte sie ja keine Katze haben. Solche Geschichten waren ihr passiert, tiefe Verletzungen waren da. Und diese hatten sich im Lendenwirbelbereich abgelagert. Das war ein permanenter Schmerz.

Monika Berger-Lenz: Ein genereller Persönlichkeits-Selbstwerteinbruch, würde die Neue Medizin jetzt konkret diagnostizieren.

Irene Behrmann: Genau. Und sie hat diesen Schmerz richtig abgeschüttelt. Ich hatte das Gefühl, sie hat in dieser liegenden Arbeit, in diesem Weinen alles von sich geworfen. Die ganze Wirbelsäule hoch und runter ging die Erschütterung. Im Weinen, im Selbstausdruck hat sich das gelöst. Der Schmerz wurde immer breiter.

Es fing an mit einem ganz spitzen Schmerz wie ein Messerstich. Nach dem ersten Termin, ich weiß das noch wie heute, verbreitete sich der Schmerz und er wurde leichter erträglich. Da wusste ich, dass das der richtige Weg ist bei dieser Frau. Dann ist es von allein weitergegangen.

Sie war meine erste Klientin. Ich habe das schließlich auf offizielle Füße gestellt und die Zulassung für Psychotherapie erworben.

Monika Berger-Lenz: Psychotherapie? Wie erwirbt man eine solche Zulassung?

Irene Behrmann: Das war interessant. Anfang der 90er Jahre hatte eine Frau prozessiert. Sie wollte, dass ihre sehr gute therapeutische Ausbildung anerkannt wird und sie Psychotherapie machen kann. Wir haben ja ein geteiltes Gesundheitswesen, was das betrifft. Sie konnte also nicht auf der ärztlichen Schiene therapieren, sondern auf der Heilpraktikerschiene.

Aber da gab es bis dahin nur den großen Heilpraktikerschein. Das wollte sie aber nicht, weil sie gesagt hat, ich will Psychotherapie machen dürfen. Und da hat man per höchsten Gerichtsentscheid den sogenannten kleinen Heilpraktikerschein installiert. Das muss so '92 gewesen sein. Was ich da erlebte war 1993, gerade als das anfing mit den Prüfungen. Ich habe mich sofort dahinter geklemmt und das Gefühl gehabt: Das passt. Als ich meine Zulassung hatte habe ich meine Praxis eröffnet.

Christopher Ray: Also wenn ich das richtig verstehe, ist das eine andere Ausbildung als die pure Heilpraktikerausbildung?

Irene Behrmann: Die Ausbildung ist ja sowieso nicht staatlich geregelt. Wie Du Dein Wissen erwirbst, ist egal.

Monika Berger-Lenz: Ja, aber die Prüfung, die Du machen musst, ist die gleiche, oder?

Irene Behrmann: Ja, wie Du Dir das Wissen aneignest ist Deine Sache. Die staatliche Anerkennung wird durch eine Prüfung erworben. Heute wird sie auch schriftlich abgelegt, damals war sie nur mündlich.

Monika Berger-Lenz: Aber was ist dann der Unterschied zwischen dem großen und dem kleinen Heilpraktikerschein?

Irene Behrmann: Der kleine ist eingeschränkt auf das Gebiet der Psychotherapie. Ich darf also keine Rezepte ausstellen. Ich bin auch zur Kooperation gezwungen. Was ich angenehm finde. Ich kann mich schön konzentrieren auf diese Seite. Und ich kann sagen, für diesen Teil suchen Sie sich jemand.

Christopher Ray: Das heißt aber auch, die Prüfung ist anders.

Irene Behrmann: Die Prüfung wird abgenommen von einem Heilpraktiker, einem Psychiater und einem Juristen.

Monika Berger-Lenz: Kein Amtsarzt dabei?

Irene Behrmann: Muss nicht sein.

Monika Berger-Lenz: Was wird abgefragt?

Irene Behrmann: Hauptsächlich werden Grundkenntnisse über psychiatrische Erkrankungen abgefragt. Du musst auch wissen, was Du tust, wenn jemand in die Praxis kommt, der suizidal gefährdet ist.

Das ist in jedem Landkreis anders geregelt. Man muss das individuell erfragen, wie das geregelt ist. Ansonsten ist das eine Persönlichkeitsprüfung. Überwiegend. Es wird natürlich auch Wissen gefordert. Es wird vorausgesetzt, dass man schon irgendwie Praxis hat, dass man diese erweitern will. Ich war ja in der Erwachsenenbildung tätig. Es lag auf dem Weg.

Christopher Ray: Du bildest inzwischen auch selbst aus?

Irene Behrmann: Ja, wir setzen dabei auch voraus, dass die Leute schon eine Praxis haben. Wir sehen das als spezielle Vertiefungsmöglichkeit. Wir haben eine zweijährige Fachfortbildung konzipiert. Da sind Teile von Selbsterfahrung drin, Fallbeispiele, die reflektiert werden, und natürlich auch Grundwissen. Also der Zusammenhang zwischen Somatik und Gefühlsebene.

Viele Menschen bildern unserer Erfahrung nach oft von selbst. Die Bildebene spielt eine große Rolle. Die Menschen finden ihre Bilder, dabei sind auch keine, die überfordern. Das ist wichtig.

Wir lernen auch, uns treu zu bleiben in der Zurückhaltung. Dieses "Machenwollen" ist verführerisch, besonders wenn man mehr Erfahrungen mit der Zeit sammelt. Dann neigt man zu Schlussfolgerungen. Aha, bei Frau X war das so, dann wird das bei Frau Y ähnlich sein. Das ist mitnichten so. Es kommen immer wieder Überraschungen. Wenn wir Themen vorgeben - zum Beispiel „schauen Sie doch mal wie Ihre Mutter- oder Vaterbeziehung aussieht, ob da noch mehr ist" - das sind Manipulationen.

Es stellt sich immer wieder auch heraus, dass auch die Klienten selbst manchmal auf einem Irrweg waren. In der Annahme von bestimmten Dingen. Und dann stellt sich heraus, dass es so nicht war.

Ich erinnere mich an ein Beispiel, als ein junger Mann immer der Überzeugung war, er sei Opfer eines sexuellen Übergriffs gewesen. Dann hat sich herausgestellt, dass er sich mit seiner Mutter identifiziert hat. Die Mutter war Opfer eines sexuellen Übergriffs gewesen. Er ist in der Überidentifikation mit der Mutter in diese Vorstellung geraten. Er konnte das klären. Und das war sehr entlastend für ihn selbst. Er konnte das loslassen, auch irgendwelche Symptome.

Es gibt da so viele Möglichkeiten. Ich staune immer wieder, welche Mechanismen der Verarbeitung der einzelne Mensch auch entdeckt. Das ist unglaublich, welche Schutzmechanismen da einsetzen. Wie etwas verpackt wird. Faszinierend. Das wäre nicht so, wenn wir nicht ergebnisoffen herangehen würden.

Und als Therapeut muss man die Fähigkeit entwickeln, auch abwarten zu können. Das ist nicht immer einfach. Weil wir so erzogen sind. Häufig sagen wir uns, wir müssen eine Lösung finden. Was kann ich jetzt machen? Die schweigt ja die ganze Zeit. Dann entsteht bei uns Druck.

Christopher Ray: Das stelle ich mir aber gerade schwer vor. Weil die klassische Psychotherapie ja den Eingriff provoziert. Sie geht hin und interpretiert. Diese Einzelwortbildung, das hast Du ja selbst herausgefunden.

Irene Behrmann: Ja, mit Klienten.

Christopher Ray: Das ist eher ein Machenlassen, eher „als Katalysator wirken", nicht eingreifen. Das ist eigentlich das Vernünftigste. Was braucht der Mensch? Vor allem den Weg aus der Isolation. Er muss sich öffnen können, muss sich mitteilen.

Irene Behrmann: Ja, es ist wichtig und wir brauchen die Fähigkeit, dem anderen zuzugestehen, dass er die Zeit bekommt, die er oder sie braucht, etwas zu beschreiben. Wenn jemand sagt: "Das ist so ein komisches Gefühl, ich kann das nicht in Worte fassen". Dann werde ich an so einer Stelle immer sagen: "Lass Dir Zeit." Das ist ganz wichtig. Zeit zum Sortieren.

Christopher Ray: Den Druck herausnehmen. Das Warten darauf, dass jemand anderes die Führung übernimmt, herausnehmen. Es ignorieren. Wenn mich Leute anrufen, was durch unsere Bücher und das faktor-L Forum häufig der Fall ist, kann ich immer nur sagen: Meine Erfahrung nützt Ihnen primär nichts. Die nützt in erster Linie nur mir etwas. Ich muss den anderen machen lassen. Es geht um ihn. Um seine Erfahrungen. Die muss er aktivieren, meist reaktivieren.

Irene Behrmann: Diese Fähigkeit muss man mitbringen, wenn man therapeutisch arbeiten will. Ich muss aushalten können, wenn Stille ist. Ich darf das interpretieren als einen kreativen Prozess. Bei der Klientin, bei dem Klienten, passiert in dem Moment unheimlich viel, worüber der im Moment vielleicht nicht reden kann, was ihn aber sehr voranbringt.

Wenn ich jetzt unruhig werde und da eingreife, würde ich stören. Das ist eine Erfahrung, die macht man eben mit der Zeit. Dass da sehr viel passiert. Auf physiologischer Ebene, auf Bildebene. Assoziativ kommt ein Einfall. Die Selbstregulation wird mit der Zeit immer effektiver. Du hast ja vorhin gefragt. wie oft man braucht, um dahin zu kommen. Ich habe schon Leute erlebt, die in der zweiten Stunde in ihre Geburt hineingekommen sind. Überhaupt kein Problem. Das hängt davon ab, wie gut sie vorinformiert sind.

Und wenn wir davon ausgehen, dass unser System permanent abgespeicherte Spannungszustände in den Muskeln, den Knochen hat - die lösen sich nicht selbst auf. Sie sind alle an Gefühle gekoppelt. Es gibt keine theoretischen Gefühle. Sie werden produziert durch Peptide. Erst kommt eine Wahrnehmung, dann eine Bewertung und diese bewirkt, dass ich ein Gefühl als Reaktion entwickle. Ich sehe, wie zwei Autos zusammenkrachen, gehe automatisch auf die Bremse, weil meine Wahrnehmung Achtung sagt. Ich reagiere somatisch, ich muss ja meine Muskeln bewegen.

Wenn es um sehr zentrale Ereignisse geht, wo ich symbolisch auf eine Bremse treten muss, um zu überleben, mich also ganz klein machen muss, mich verstecken, dann kann das ein Mechanismus sein, den ich einmal spontan ausgelöst habe und der sich bis ins Erwachsenenleben fortschreibt, obwohl er keinen Sinn mehr hat.

Aber diese neuronale Bahn ist da. Und immer wenn eine ähnliche bedrohliche Situation da ist, zack, bin ich wieder in meinem inneren Mauseloch gelandet. Und es ärgert mich. Denn ich sage, ich will das aber nicht mehr. Ich möchte da raus. Ich möchte genau wie die anderen am Gespräch teilnehmen. Und sobald da mehrere Leute sind, mache ich mich klein. Hinterher fühle ich mich schlecht. Mit so einem Problem kommen die Leute ja auch. Mit einem Alltagsproblem.

In der Regel sind das ganz frühe Erfahrungen, die weit zurückreichen können. Wo eine grundlegende Bedrohung stattgefunden hat, die zu einer spontanen Schutzreaktion geführt hat. Und die wird einfach beibehalten, wenn das Leben weitergeht und ähnliche Erfahrungen gemacht werden.

Monika Berger-Lenz: Als Du das damals für Dich probiert hast und hinter diesen Konflikt gekommen bist, als Du ein Vierteljahr alt warst, wie war das für Dich? Es war ja das erste Mal, dass Du das erfahren hast.

Irene Behrmann: Das war für mich stimmig. Es passte zu meinem Wissen, das ich hatte. Ich wusste, wann mein Vater vermisst gemeldet war und wie alt ich da war. Ich konnte mir ausrechnen wie das abgelaufen ist.

Ich war das jüngste von vier Kindern. Das war eine familiäre Katastrophe natürlich, existentiell bedrohlich und ausweglos. Die Geschwister waren im Abstand von zwei Jahren. Das kann man sich ja ausrechnen, wie so etwas aussieht. Eine Mutter mit einem Sechs-, Vier-, Zweijährigen und dann noch ein fast Neugeborenes.

Für mich war das die Innensicht. Bisher wusste ich von der Katastrophe für die Familie und so weiter. Aber die Innensicht war mir bisher nicht klar. Die war verdrängt. Das ist auch gut so, glaube ich. Ich bewerte diese individuellen Schutzmechanismen, die oft Jahre und Jahrzehnte dauern, als wichtig. Das ist ein Selbstschutz. Sonst könnten Kinder solche Schocks nicht überleben. Sie würden es nicht schaffen. Aber die meisten Kinder überleben ja irgendwelche Trennungsschocks. Denken wir an Adoptivkinder oder Kinder, die ihre Eltern verlieren. Sie überwinden das.

Das heißt nicht, dass sie nicht daran zu knacken haben. Aber sie können sich dem Leben wieder zuwenden. Irgendwann später kann es aber doch zu einer Reaktivierung kommen. Das sind Rezidive. Das ist auch der Punkt, wo ich denke, dass die Hamersche Neue Medizin dieser frühen Phase nicht die Bedeutung beimisst, die diesem Abschnitt zukommt.

Christopher Ray: Aber generalisiert bringt er es ja rüber. Kann man sagen, dass man über die Regressionstherapie sogenannte Erkrankungen heilen kann?

Irene Behrmann: Nein. Da würde ich sagen nein.

Christopher Ray: Nein? Aber man kann sie ohne schulmedizinische Behandlung auflösen. In vielen Fällen. Als Betroffener.

Irene Behrmann: Als Betroffener, das stimmt. Das kann man so sagen. Das Prinzip ist, dass in einer Phase des individuellen Lebens, wo die kognitive Reife noch nicht so voll ausgebildet ist, die Emotionalität als Reaktionsfähigkeit aber schon - sie ist auch wichtiger als das Kognitive - dass in dem Moment also, wo wir Fakten verknüpfen können mit persönlich Erlebtem, sich die Symptome auflösen. Sie sind dann nicht mehr nötig. Das haben wir immer wieder festgestellt.

Christopher Ray: Wir haben das klassische sinnvolle biologische Sonderprogramm.

Irene Behrmann: Ja, richtig. Ein Beispiel: Ein junger begabter Musiker kommt immer, wenn er seinen Auftritt hat, in die Ohnmacht hinein und fällt dann flach. Sein ganzes Musikstudium steht und fällt damit. So kann man kein Musiker werden. Es wurde alles abgeklopft. Die ganze Ärzteschaft hat ihn unter die Lupe genommen, aber nichts gefunden. Er ist schließlich bei einer Kollegin gelandet. Er war relativ jung und sie hat die Mutter gebeten, einen Geburtsbericht anzufordern.

Das kann man ja bei uns in Deutschland. Die werden bis 30 Jahre aufgehoben. Das muss die Mutter machen, auch wenn die Kinder schon erwachsen sind. In diesem Fall hat sie den Geburtsbericht angefordert, weil alles andere ausgeschlossen war.

Wir gehen immer davon aus: Es muss ein reales Geschehen im Hintergrund die Symptome bewirken.

Dieser Geburtsbericht hat völlig klar belegt, dass es in der Schwangerschaft einen Ohnmachtsanfall der Mutter gegeben hatte. Und wenn die Mutter nicht mehr bei Bewusstsein ist, verliert das Kind den Kontakt zur Mutter. Das Kind kriegt das mit und hat auf jeden Fall mindestens Schreck oder Angst erlebt. Und unter der Geburt hatte es ebenfalls eine Angsterfahrung gegeben. Das war belegt. Das Fruchtwasser war grün. Das ist immer ein Zeichen dafür, dass Kot in das Fruchtwasser gelangt ist. Das hat immer mit Angst zu tun. Der After ist geöffnet. Das passiert jedem Menschen. Egal wie alt wir sind. Wenn wir in Panik gehen, machen wir unter uns.

Es gab noch ein paar Dinge, die ich momentan nicht präsent habe. Aber wir haben eine Hebamme an der Hand, die mit uns diese Geburtsberichte durcharbeitet. Sie hilft uns auch, diese Berichte zu lesen, weil es manchmal medizinische Fachbegriffe gibt oder Medikamente, die wir nicht kennen. Dann gehen wir mit dem Klienten die Berichte durch und sagen, hier ist das passiert und da jenes. Und das könnte eine Erklärung sein dafür. Das hat völlig gereicht, dass bei diesem jungen Mann die Symptome aufgehört haben.

Ich sage dazu, das innere Wissen ist da. Der weiß, das und das ist gewesen. Und jetzt ist da etwas stimmig. Er macht die Erfahrung, dass er nicht verrückt ist oder einfach nicht funktioniert.

Jetzt kommt da eine Logik rein und das passt. Er erfährt, er hatte eine Angsterfahrung unter der Geburt und er hat sie überlebt. Das ist das, was auch unglaublich entlastend ist. Das reicht in manchen Fällen. Gerade bei so jungen Leuten ist das unglaublich, wie schnell sich Sachen regulieren.

Monika Berger-Lenz: Aber ganz allein geht das sicher bei den wenigsten. Eine therapeutische Begleitung ist hilfreich, wenn ich das so höre.

Irene Behrmann: Ja, und wir brauchen dringend Therapeuten. Wir sind jetzt in der ganzen Bundesrepublik verstreut, das ist auch gut so. Wir sind 14 aktive Regressionstherapeuten. Und das ist zu wenig. Im Moment reicht es noch, weil die, die uns finden, sich verteilen. Ein Problem ist auch, dass viele, die zu uns kommen, gewohnt sind, ihre Medikamente von Eins bis Zehn zu bekommen. Und die auf dieser schulmedizinischen Ebene mit Tabletten vollgestopft worden sind, vielleicht aber das kritische Bewusstsein entwickelt haben und gemerkt haben, dass es so nicht weitergeht. Eigentlich wollten sie ja nicht ihr Leben lang diese Sachen nehmen.

Da kann es sein, dass wir auch an unsere Grenzen kommen, weil sie dann immer wieder zu den Psychiatern müssen, zum Weiterverschreiben. Und wenn es uns nicht gelingt, sie so weit zu ermutigen, dass sie wieder an sich glauben und zu ihrem Arzt sagen können, dass sie die Medikamente ausschleichen wollen, können wir da auch nicht viel tun.

Sie müssen erkennen, dass Medikamente nur eine Krücke sein können. Sie verstehen das meist, aber sie müssen das auch vertreten können. Sie müssen die Kraft und den Mut dazu haben. Und ich habe es schon erlebt, dass das jemand nicht geschafft hat. In diesem Fall kann ich auch nichts machen.

Monika Berger-Lenz: Das Problem dabei ist ja, dass noch immer die Trennung zwischen Psyche und Organ stattfindet. Das ist im Denken ganz fest verwurzelt. Dass Du krank bist, wenn ein Organ angegriffen ist. Alles andere ist bestenfalls psychosomatisch, wahrscheinlich aber ist derjenige eher verrückt.

Dieser Zusammenhang zwischen Hirn, Psyche und Organ wird überhaupt nicht gesehen. Das ist aber eine ganz wichtige Voraussetzung dabei. Wer also als Regressionstherapeut arbeitet sollte diesen Zusammenhang wohl kennen. Meinst Du, sie müssen auch die Neue Medizin kennen?

Irene Behrmann: Ich kann da nur für mich sprechen. Für mich war das phänomenal, dass ich gemerkt habe, dass sich Symptome auflösen. Und ich habe einfach gedacht, dafür muss es doch auch eine wissenschaftliche Erklärung geben. Das war mein Motiv, dass ich angefangen habe zu recherchieren.

Ich habe mir an der medizinischen Hochschule die verschiedensten Bücher ausgeliehen, zur Psychosomatik usw. Ich habe da wirklich versucht, zu bestimmten Klienten, die zu mir kamen, zu schauen, was es da in der Psychosomatik gibt.

Ich bin durchaus auch fündig geworden. Zum Beispiel auch was Rheuma betrifft. Da erinnere ich mich an eine Tagung. In den Vorträgen fand ich ganz viele Hinweise, dass bei Rheumakranken das Gemeinsame zu sein schien, dass die Betroffenen in der Kindheit Gefühle nicht geäußert hatten, dass alles unter den Teppich gekehrt wurde. Nach außen hin achteten die Familien auf eine heile Welt, eine Auseinandersetzung fand nicht statt. Aber ich habe keine Fortsetzung gesehen. Ich habe in meiner Arbeit auch Zusammenhänge gefunden. Das hat mich bestätigt. Ich habe zu der Zeit auch Therapeuten gesucht. Ich habe immer gedacht, da muss es doch Leute geben, die so arbeiten wie ich. Habe ich zu der Zeit aber nicht gefunden.

Christopher Ray: Das ist mit dem Wissen um die Neue Medizin leicht nachvollziehbar, dass es da Zusammenhänge gibt. Immerhin spielt das Erleben von Konflikten eine große Rolle. Wenn in einer Familie über Probleme nicht gesprochen wird, erlebt man diese Konflikte für sich allein. Isolativ also. Und das ist ja eine Voraussetzung dafür, dass man einen Konfliktschock erleidet, der sich körperlich schwerwiegend auswirkt.

Irene Behrmann: Richtig. Ich sage mir immer, es ist gut, wenn ich von der Neuen Medizin weiß. Vor allem dann, wenn ich um kritische Heilungsprozesse weiß. Das hat mir sehr geholfen.

Ein berühmtes Beispiel ist ja immer wieder der Herzinfarkt. Da habe ich großen Respekt davor. Wenn zu mir jemand mit einem Revierkonflikt käme - wenn das die Hauptsache wäre - würde ich den erst einmal zur Diagnose zu einem Neumediziner schicken. Das müsste er abklären. Denn ohne diese Klärung mit ihm zu arbeiten wäre mir zu gefährlich.

Auch wenn ich an Probleme mit Knochen und Bändern denke - das wusste ich vorher alles so nicht. Mit der Neuen Medizin ist das klar geworden. Das hat sich viel schärfer herausgestellt, dass es da einen Zusammenhang gibt und vor allem welchen. Man muss es wirklich wissen.

Das hat Hamer ja auch mal gesagt. Die Mediziner müssen mehr von Psychologie wissen und die Psychologen mehr von Medizin. Das sehe ich auch so. Und trotzdem glaube ich: Das, was wir herausfinden, diese frühen Prägungen - pränatal, die Geburtsprägung - sind zum Teil schleichende Prägungen. Das hat nicht immer etwas mit einem DHS zu tun.

Monika Berger-Lenz: Glaubst Du wirklich?

Irene Behrmann: Das ist meine Beobachtung. Ich kann da ein Beispiel nennen. Ich arbeite derzeit mit einem Menschen, der aus neumedizinischen Kreisen kommt und da ist alles abgeklärt. Im CT sieht man nichts. Was man sieht ist in Auflösung und es gibt kein DHS, das man als Erklärung für seine Symptome heranziehen könnte.

Seine Symptome sind ihm höchst unangenehm, weil sie mit Gesichtsrötung zu tun haben, mit Schweißausbrüchen, mit unangenehmen Reaktionen. Sie kommen in bestimmten Situationen und stören ihn heftig. Aber es gibt kein DHS, nichts Einzelnes. Und da kann man jetzt natürlich auf die Spurensuche gehen.

Er war immer der Meinung, es könnte etwas mit einer Verbrennung zu tun haben, oder einem Sonnenbrand. Das waren alles so seine

Ideen. In einer allerersten Liegungsarbeit ist herausgekommen, dass es eine Beschämungsthematik gibt, die aus frühester Kindheit kommt. Und dann sind das andere Rezidive. Diese Beschämungsthematik hat kein DHS hinterlassen.

Monika Berger-Lenz: Wie erklärst Du Dir das?

Irene Behrmann: Es sind keine einmaligen Erlebnisse, sondern es ist das Familienklima. Das DHS muss ja auch einen Überraschungseffekt haben. Das entfällt meiner Meinung nach bei vielen lebensgeschichtlichen Sachen. Es ist nicht verbunden mit einem Schock. Da wachsen die Kinder in ein Familienklima rein. Und da kann auch kein CT helfen.

Da gehören auch manche Sachen rein, die pränatal sind. Wie zum Beispiel unerwünschtes Geschlecht. Oder es gibt eine latente Angst, weil die Mutter bereits eine Fehlgeburt hatte und Angst hat, dass es wieder passiert. Das Kind ist förmlich in Angst gebadet. Da gibt es auch kein DHS.

Monika Berger-Lenz: Oder das DHS ist nicht mehr mit unseren Mitteln sichtbar, wenn es bereits pränatal erfolgt ist. Immerhin gibt es keine Forschungen auf diesem Gebiet. Unsere heutigen Forscher quälen lieber Tiere um Medikamente zu testen. Klima hin oder her – irgendwann gab es auf jeden Fall ein erstes Mal. Und das hat sicher einen Schock ausgelöst.

Irene Behrmann: Möglich. Sicher ist jedenfalls, dass es eine latente Angstthematik gibt. Dann geht es darum, diese frühe Zeit aufzuklären. Und hier kann man sehr gut unterscheiden: "Mutter, das war Deine Angst. Du hattest Angst. Ich wollte nur leben und ich habe ein Recht auf mein Leben. Deine Angst gebe ich Dir zurück."

Neuronal sind da ja Trilliarden von Dendriten und Verästelungen, die zusammenhängen. Und hier kann sehr wohl in der Gegenwart an diese ganz alten Informationen eine neue angedockt werden. Nämlich: Das ist Mutters Angst gewesen. So ein Verdacht kristallisiert sich in der Arbeit dann auch raus.

Christopher Ray: Wenn man das alles hört wird einem erst einmal klar wie verhältnismäßig unwichtig es ist, ob die Mutter in der Schwangerschaft geraucht hat im Vergleich dazu, was sie tatsächlich erlebt hat, an Ängsten, an Ablehnung, Streit, Sorgen. Oder was sie ihrem Kind gegenüber empfunden hat.

Irene Behrmann: Also ich würde das nicht wagen, abzuwägen, weil auch das Rauchen auf einer physiologischen Ebene durchaus schädlich ist. Die Kinder erwarten biologisch ja nicht diese Art von Blut. Es gibt Verengungen in den Oberschenkelvenen beim Rückfluss des Blutes und das führt zu so einer Beckenengstellung. Die Kinder müssen sich auf biologischer Ebene schützen. Bei starken Raucherinnen zumindest. Wegen einer Zigarette sicher nicht.

Ganz klar aber ist, dass das Unerwünschtsein ganz gravierende Folgen hat. Da muss man sich fragen, wenn ein Kind unerwünscht war, wieso ist eigentlich die Bilanz des Kindes im Mutterleib positiv ausgefallen? Selbst wenn die Lebenssituation der Frau nicht glücklich ist lebt das Kind aus dem Erbe früherer Generationen. Und da ist ein enormer Lebenswille drin.

Ich finde es wichtig, wenn man an solche Themen kommt, dass man auch ressourcenorientiert arbeitet. Dass man wirklich den Klienten daran erinnert: „Du hast es gewollt. Du hättest Dich auch verabschieden können."

Wir nehmen an, dass das Ungeborene im Frühstadium wahrnimmt, ob das physiologische Umfeld nährend oder abstoßend ist, ob es reicht, dass das Kind bleibt oder ob es sich lieber verabschiedet. Das wissen wir ja auch, dass das häufiger vorkommt, als wir denken.

Monika Berger-Lenz: Woher?

Irene Behrmann: Aus der Erfahrung von Frauen. Es kommt ja vor, dass Frauen schwanger und dabei todunglücklich sind. Dann verabschiedet sich das Kind. Das habe ich schon bei Frauen erlebt, mit denen ich gearbeitet habe. Und dann findet ja auch etwas anderes statt. Nämlich dass die Frau in dieser frühen Schwangerschaft unglücklich ist. Oder der Vater sagt, es ist zu viel. Eigentlich will man das Kind nicht. Aber auch die Hormone des Kindes senden Signale und verändern das mütterliche Empfinden. So dass sie möglicherweise sagt: „Na gut, den kriegen wir auch noch groß."

Bisher kann man das noch nicht beweisen. Aber es ist höchstwahrscheinlich, dass es so ist. Wir haben Aussagen von Kindern und Jugendlichen, auch Erwachsenen, über verlorene Zwillinge. Das ist schon faszinierend. Ich berichte ja über so einen Fall in meinem Buch. So ein Winzling, wie groß ist so ein acht Wochen altes Kind? Und sie hat mitgekriegt, dass sie ein Geschwister hat.

Monika Berger-Lenz: Nicht nur mitgekriegt, sie hat ja kommuniziert mit dem Zwilling. Hat vermittelt, dass es nicht gehen, sondern bleiben soll und es schließlich verschwinden sehen.

Irene Behrmann: Offensichtlich. Das war der Fall einer Frau, der in meinem Buch berichtet wird. Wir haben drei Fälle in dem Buch veröffentlicht. In einem Fall geht es um dieses kleine Mädchen. Die dreijährige Anna, die getrauert hat um ihre Schwester. Und erst nachher ist ihrer Mutter eingefallen, dass sie eine Blutung in der Schwangerschaft hatte.

Und vor Jahren hat es eine Situation gegeben, dass eine Klientin völlig aufgelöst zu einer Kollegin kam. Sie sagte: "Ich glaube meine Tochter wird schizophren. Die deckt immer einen Teller mehr und sagt dann 'das ist für Katharina'. Und wenn ich sie frage, ob sie noch eine Freundin erwartet, sagt sie immer nur, es sei für Katharina".

Das war ein Kind im Kindergartenalter. Und das irre war, dass ihr viel später eingefallen ist, dass das auch ein Zwilling war. Dazu kam, dass der Opa einmal gesagt hatte, dass er eine Schwester gehabt hatte, die ganz zeitig gestorben war. Die hieß Katharina.

Da fragt man sich, welche Verbindungen es gibt. Nun kann sie das durchaus mal von der Oma oder jemandem gehört haben. Kinder bekommen so etwas mit. Aber es ist trotzdem erstaunlich. Wir wissen sehr wenig, wie eng verwoben die Kinder mit uns sind, sozial gesehen. Von Anfang an. Und davon bin ich fest überzeugt inzwischen. Leider haben wir davon nichts gewusst, als wir unsere Kinder bekommen haben.

Monika Berger-Lenz: Das stimmt. Was würde ich heute alles anders machen mit dem Wissen von heute. Wenn ich bedenke, was wir uns und unseren Kindern zugemutet haben...

Irene Behrmann: Ja, aber wir haben es nicht anders gewusst. Wir dürfen auch nicht vergessen, der Zeitraum, in dem Menschen darüber nachdenken, ist noch sehr kurz.

Es gibt noch eine andere Ebene, die Ebene des Erfahrungswissens. Gerade das Wissen von Frauen gilt nichts. Das Wissen gilt solange nichts, wie es nicht aufgeschrieben ist. Diese Spaltung in der Medizin ist ja eine Tragik an sich.

Ich könnte mir vorstellen, dass Hebammen, überhaupt Frauen, dieses intuitive Wissen immer hatten. Es gab ja auch so Volksweisheiten, dass schwangere Frauen bestimmte Sachen nicht tun sollten. Sachen, die sie ängstigen und erschrecken konnten. Später hieß es dann, keine Krimis lesen oder ansehen. Da hält sich ja keiner mehr dran. Das ist alles unwichtig. Aber da steht ja eine Erfahrung dahinter. Das müssen wir wieder lernen.

Christopher Ray: Ganz wichtig. Es muss klar werden, dass das keine Spinnerei ist, dass es keine Alternative ist, sondern dass es tatsächlich die einzige Art ist, damit umzugehen. Die einzige Art, das Wesen das da heranwächst, zu respektieren und zu achten. Und eben nicht in Technik zu ertränken. Wenn man an die heutige Medizin denkt, die stolz ist auf ihre Apparate und die Ärzte, denen die Technik mehr gilt als der gesunde Menschenverstand...

Irene Behrmann: Wir haben da einen Weg eingeschlagen in der Medizintechnik, der passt nicht zur Geburt.

Monika Berger-Lenz: Ich denke, die Regressionstherapie ist ein sehr guter Weg, Dingen auf die Spur zu kommen, die sonst so tief im Unterbewusstsein versteckt sind.

Irene Behrmann: Wir machen oft die Erfahrung, dass Menschen kommen, die sich selbst ein Rätsel sind. Die sagen: „Ich verstehe es einfach nicht. Wieso habe ich diese Panikträume?

Oder wieso schlafwandelt mein Mann nachts und steht vor offenen Kleiderschränken und wühlt da in der Wäsche rum? Am nächsten Morgen weiß er nichts davon." Die Menschen, die davon betroffen sind, haben das Gefühl, nicht richtig zu funktionieren. Sie denken, sie seien irgendwie verrückt.

Wir haben inzwischen herausgefunden, dass es keinen einzigen Menschen gibt, bei dem man die Symptome nicht in einen logischen Zusammenhang bringen kann mit einem bestimmten Geschehen. Man kriegt es nicht immer raus. Aber man kriegt die Spur raus. Manchmal lassen sich bestimmte Fakten von außen nicht erhärten.

Angenommen, es gibt eine pränatale Erfahrung, dass die Eltern umgezogen sind. Das ist ganz selten, dass man von außen die Bestätigung bekommt, dass das für die Mutter so schlimm war von ihrer Familie, den Freunden ihrem Heimatort wegzuziehen, dass sie das an das Kind weitergegeben hat.

Das Kind kann das nicht unterscheiden. Es hat fortan ein Schema: Angst vor Neuem. Und dieser Mensch fragt sich immer, wieso das so ist. Immer hat er Angst vor Leuten, neuen Gegenden und so weiter. Bis man das rausbekommt. Das kann man nicht immer. Das kriegt man nicht immer heraus. Aber zumindest die Spuren bekommt man. Man muss es nicht immer bis zum letzten lösen.

Aber es ist für einen solchen Menschen möglich, die eigene Lebensgeschichte neu zu bewerten. Nicht auf der Ebene: Ich funktioniere nicht, oder ich bin defizitär. Sondern: Ich reagiere immer noch auf etwas. Ich weiß noch nicht worauf, aber es muss da etwas gegeben haben.

Die Selbstbeobachtung ist dabei wichtig. Das entlastet so ungeheuer. Die Menschen merken, dass sie in einer ganz logischen Art und Weise reagieren. Das ist auch immer wieder schön zu erleben.

Monika Berger-Lenz: Viele finden ihre Probleme also in ihrer Kindheit, wenn ich das richtig verstehe.

Irene Behrmann: Die Ursprünge. Sehr häufig. Menschen kommen mit einem Problem. Und dann zeigt sich, dass die Wurzeln in der Regel sehr früh gelegt wurden. Manchmal durch die Geburt, manchmal schon davor. Selbstwertgeschichten gibt es oft, wenn es um die Geschlechterrolle geht. Häufig war es ein erwünschtes Kind, hatte aber das falsche Geschlecht.

Bei der Generation, die häufig in die Praxis kommt, den 50-Jährigen, hat das einen hohen Stellenwert gehabt. Das ist das Problem. Wir leben heute in einer Zeit, in der wir das fast nicht mehr nachvollziehen können. Aber die 40- bis 50-Jährigen, wann sind die geboren? 1958. Wir haben die Pille 1969 gehabt. Das war also die Generation, wo sehr viel über Abtreibung geredet wurde, über Unerwünschtsein.

Uneheliche Schwangerschaften haben eine riesige Rolle gespielt. Das kennen wir heute alles gar nicht. Aber diese Menschen sind die heutigen Klienten. Die kriegten das zu spüren, wenn sie unehelich waren.

Wir Therapeuten haben mit Menschen zu tun, die in einem völlig anderen Normgefüge aufgewachsen sind, ihre Partnerschaften leben mussten. Es gab noch die Sperrstunde und den Verkupplungsparagraphen. Das ist lebendig in dieser Generation. Wenn ich mir vorstelle, ich studiere heute Psychologie, dann habe ich ja überhaupt keinen Begriff mehr davon, mit wem ich es zu tun habe, wenn ich Leute behandeln soll, die heute 50 Jahre alt sind.

Als 30-Jähriger habe ich überhaupt keine Vorstellung davon, was diese Menschen von einem sozialen Kontext her mitbringen an Lebensgeschichte. Kulturell betrachtet gibt es einfach einen Bruch. Das Verständnis für die unterschiedlichen Epochen verflüchtigt sich.

Christopher Ray: Ich war noch ein Opfer dieser Moral, weil ich „das Mädel ehrlich machen musste", also heiraten, nachdem es schwanger geworden war. Das hat sich so gehört. Das kann sich heute keiner mehr vorstellen. Unsere Generation hat so viel mitgemacht. Entweder sind wir absolut schizophren oder die offensten Menschen der Welt.

Irene Behrmann: Ich finde auch, das war eine sehr interessante Zeit. Deshalb ist es auch so wichtig, dass wir Ältergewordenen etwas transportieren. Gerade in dem Berufsfeld Psychotherapie. Hier spielt auch Psychohistorie hinein. Wenn die Normen so eng sind, wirkt sich das auch auf das Befinden der Frau aus. Und dann auf das Befinden der Kinder. Und 50 Jahre später wirkt sich das eben auch faktisch aus.

Monika Berger-Lenz: Ist Euch klar, wenn Ihr das so sagt, dass diese Leute heute auch überwiegend die Regierung stellen? Das sind alles Leute, die heute die Macht haben.

Irene Behrmann: Historisch gesehen ist das die Generation, die in einem sehr rigiden Kontext aufgewachsen ist. Ich denke, dass sie den

Kriegskindern gegenüber den Vorteil hatten, dass sie nicht die unmittelbare Bedrohung erlebt haben.

Das ist die Generation, die zumindest im Frieden aufgewachsen ist, satt geworden ist. In dieser Generation sitzt das ganz tief drin: die Problematik uneheliche Kinder, heimliche Liebe, all diese Heimlichkeit.

Umso notwendiger ist es, sich klar zu machen, dass es sehr wichtig ist, wie eine Generation zur Welt kommt. Das wirkt sich eben aus. Das ist ein fließender Prozess.

Deswegen glaube ich, dass das, was wir heute mit der klinischen Geburt haben, hochriskant ist. Mit dem Blick auf viele Faktoren. Was die Volksgesundheit betrifft, die psychische Gesundheit, Stabilität, Konfliktfähigkeit, Angstthematik, Schockerlebnisse hängen darin. Wir wissen überhaupt nicht, wie sich das mal auswirken wird. Das betrifft inzwischen ein Drittel der Bevölkerung.

Monika Berger-Lenz: Stichwort Kaiserschnitt. Das wird ja offenbar immer mehr zur Normalität. Erst vor wenigen Tagen ist ein Bundesligaspieler stolzer Vater geworden. Weil er bei der Geburt der Tochter dabei sein wollte, wurde das Kind per Kaiserschnitt vorzeitig geholt. Was haben denn Kinder, die per Kaiserschnitt geboren werden, Deiner Erfahrung nach für Probleme?

Irene Behrmann: Man muss erst einmal sagen, dass die Kaiserschnitterfahrung biologisch nicht vorgesehen ist. Das Kind erwartet stattdessen einen Prozess, der von Hormonen gesteuert durch den Geburtsweg führt, der mit Anstrengungen verbunden ist und zu einem glücklichen Moment führt. Das erwartet das Kind.

Was passiert, ist, dass sein Reifeprozess in der Regel nicht abgewartet wird. Bei allen geplanten Kaiserschnitten. Das sind die, wo von vornherein klar ist, es wird ein Kaiserschnitt. Hier wartet man in der Regel nicht ab, dass Wehen kommen. Das Kind löst ja die Wehen normalerweise aus. Es signalisiert der Mutter die Reife und die Mutter liest mit ihrem Stammhirn, dass das Kind reif ist in ihrem Körper und entsendet die Wehenhormone. So ist die Reihenfolge.

Wenn dem Kind schon diese erste Autonomie genommen worden ist, kann das später Folgen haben. Es kann in seiner Autonomie sehr empfindsam reagieren, aufpassen, dass ihm so etwas nie wieder passiert. Möglich, dass es künftig wenig abgeben kann.

Dazu kommt, dass es ein Schock ist. Dieses Kind weiß nicht, wie ihm geschieht. Es ist nicht darauf vorbereitet. Es wird aus seinem Lebensraum herausgerissen. Es erlebt unter Umständen einen körperlichen Übergriff. Es muss ziemlich fest angepackt werden, weil es glitschig ist. Und es kommt in der Regel nicht auf den Bauch der Mutter. Wenn es Glück hat auf den Arm des Vaters. Aber in der Regel wird es erst einmal gewaschen und gewogen, kinderärztlich untersucht bis es irgendwann zur Mutter kommt.

Man hat da heute schon draus gelernt und gesagt, da muss man etwas verändern. Aber diese Steigerungsrate bei Kaiserschnitten ist ungeheuerlich. Wir sind von 1995 bis 2005 von 19 Prozent auf 29 gekommen. Und das nimmt noch kein Ende.

Monika Berger-Lenz: Es wird ja immer mehr als Selbstverständlichkeit gesehen.

Irene Behrmann: Es verändert die Norm des Denkens bei den Frauen. Dieses Schockerleben für die Kinder ist nicht zu vermeiden, weil das Kind in seinen physiologischen Abläufen ausgebremst wird. Alles, was da hormonell ins Laufen kommt, wird nicht weitergeführt. Die Hormone, die die Milchbildung bei der Mutter beeinflussen zum Beispiel. Das Stillen wird problematisch. Hormone, die für die Rückbildung der Gebärmutter nötig sind, fehlen.

Eine Ostöopathin hat mir einmal erklärt, dass es wichtig ist, dass der Kopf diese Quetschung mitmacht. Weil dadurch bestimmte Drüsen bei den Ohren angeregt werden.

Oder was jetzt Lungenärzte herausgefunden haben: Man hat eine Studie in Dänemark gemacht mit 30.000 Kindern im ersten Lebensjahr. Und man hat nach der Häufung von Erkrankungen geschaut. Diese hat man mit der Art der Geburt verglichen.

Dabei hat man festgestellt, dass Kaiserschnittkinder bis zu viermal häufiger an Atemwegserkrankungen leiden als Kinder, die normal zur Welt gekommen sind. Im ersten Lebensjahr. Und das ist eine Zahl, wo die Statistik mal helfen kann, die Augen zu öffnen. Das haben deutsche Lungenärzte im Lungenfacharztblatt veröffentlicht. Ob das bei den Gynäkologen landet, das weiß ich nicht.

Christopher Ray: Noch viel wichtiger wäre, dass es in der ganz normalen Presse veröffentlicht würde. Damit Mütter, werdende oder zukünftige, wissen, wozu das führen kann.

Irene Behrmann: Das sehe ich auch so. Da werden Konfliktschocks gesetzt, bei denen wir nicht wissen, was später die Rezidive sein werden. Das hängt ja davon ab, wie das Kind das individuell erlebt.

Monika Berger-Lenz: Aber ist es nicht schon völlig normal geworden für viele Mütter?

Irene Behrmann: Ich bin nicht sicher. Es gibt eine Studie von Petra Kolip in Hamburg an der Uni. Sie hat Frauen mit Kaiserschnitt befragt. Zwei Prozent hatten gerade mal den Wunsch nach Kaiserschnitt gehabt. Vielen war das nahegelegt worden. Wenn ihnen anderes geraten worden wäre, hätten sie sich anders entschieden.

Christopher Ray: Das beginnt mit Panik. Eine meiner Frauen hatte eine sehr schwere Geburt, mit Zange und allem Drum und Dran. Und danach hieß es, das nächste Kind könne nur per Kaiserschnitt auf die Welt kommen. Dabei war nur eins ausschlaggebend: Der Geburtstermin den die Ärzte ausgerechnet hatten stimmte mit unserem nicht überein. Wir hätten drei Wochen warten sollen, auf unseren Termin. Meine Tochter sah aus wie einer von den Schlümpfen, mit Zipfelmütze durch die Zieherei.

Monika Berger-Lenz: Ich habe das gesehen, bei einigen Frauen, die aus gesundheitlichen Gründen per Kaiserschnitt entbunden wurden. Aber in der DDR gab es diese Kaiserschnittproblematik nicht so. Das wurde nicht gefördert, denn es war in erster Linie viel Arbeit und man konnte in der DDR nichts dabei verdienen.

Irene Behrmann: Ganz genau. Und das ist noch heute so. Es gibt ein Ost-West-Gefälle. In Sachsen gibt es die geringsten Zahlen an Kaiserschnitten, im Saarland die höchsten.

Es gibt inzwischen sehr kluge Sozialwissenschaftlerinnen, die auch Hebammen sind - das sind die Osnabrücker Professorinnen - die eine Länderauswertung machen. Sie untersuchen auch die sozialwissenschaftlichen Aspekte. Klar wird dabei auch, der Hebammenberuf ist funktionalisiert worden.

Aber ich bin da guter Hoffnung, weil sich bei den Hebammen viel tut. Die Verbände haben sehr viel erreicht in den letzten Jahren, es tut sich was. Im letzten Jahr sind 20 neue Geburtshäuser entstanden. Und wir haben in den 80er Jahren mal mit einem Geburtshaus angefangen. Jetzt sind wir bei 120.

Was fehlt ist die Ebene der Eltern. Die Hebammen sagen zum Beispiel: „Was nützt es, wenn wir Hausgeburten machen wollen, aber die Eltern kommen nicht." Die Eltern sind inzwischen völlig manipuliert in Richtung der Ärzteschiene.

Monika Berger-Lenz: Sie haben über Jahre hinweg eingebläut bekommen, dass sie nur bei ihrem Arzt in sicheren Händen sind. Was will man dann erwarten, wenn es um etwas so Wichtiges wie die Geburt des Kindes geht?

Irene Behrmann: Stimmt. Man sieht es ja jeden Tag im Fernsehen. Fragen Sie Ihren Arzt oder Apotheker.

Monika Berger-Lenz: Und dann kommt das mangelnde Selbstvertrauen durch. Und man muss das auch irgendwie verstehen. Ohne dieses Wissen, das wir heute haben, würden wir genauso reagieren. Und woher soll dieses Wissen kommen? Es wird nicht jeden Tag in der Zeitung verbreitet, in jedem Magazin, in jedem Lexikon, im Fernsehen und Radio. Dieses ursprüngliche Wissen der Frauen gilt heute als Außenseitermeinung, teilweise als Spinnerei, als nicht ernst zu nehmen.

Wer sich dafür interessiert muss sich anstrengen und das Internet durchforsten, Glück haben und auf einige entsprechende Bücher stoßen. Die Norm ist, dass Frauen sich während der Schwangerschaft und der Geburt von Untersuchungen und Technik piesacken lassen.

Irene Behrmann: Und das sind Errungenschaften. Denen unterliegt der Einzelne erst einmal, es sei denn er kommt in eine kritische Distanz. Aber wie komme ich in eine kritische Distanz, in so einer Frage?

Wenn du erst mal schwanger bist, bist du nicht mehr primär in einer starken Position. Du gerätst in Abhängigkeit, bist schutzlos, brauchst Sicherheit. Fragen nach der Partnerschaft stellen sich, nach den Schwiegereltern. Diese Fragen sind vorrangig. Die anderen, wie das Kind geboren wird, stellen sich später, vielleicht im sechsten oder siebten Monat. Dann sind diese ganzen Arztbesuche alle schon gewesen, die Tests.

Ich habe gerade eine Untersuchung gemacht. Wir haben in Norddeutschland 434 Rücksendungen unserer Fragebögen erhalten, von Frauen mit Kindern im ersten Lebensjahr. Da haben wir festgestellt: Je mehr pränatale diagnostische Untersuchungen eine Frau machen lässt, desto höher ist die Wahrscheinlichkeit, dass sie mit Kaiserschnitt entbinden wird. Das Ergebnis stimmt in etwa mit dem

Bundesdurchschnitt überein. Ein Drittel der Frauen hatte per Kaiserschnitt entbunden, zwei Drittel per Spontangeburt.

In diesen Untergruppen haben wir gezählt, wieviele pränatale Untersuchungen die Frauen gemacht hatten. Und da merkt man, dass bei den Kaiserschnittfrauen die Zahl der Untersuchungen eklatant höher liegt als bei den anderen. Das bedeutet im Grunde, dass diese Art der Vorsorge ein Schritt zur Entmündigung der Frauen ist. Sie trauen sich das nicht mehr zu und vertrauen sich stattdessen jemand anders an.

Christopher Ray: Das heißt, man gibt seine Verantwortung ab, an jemanden, der als Experte gilt, obwohl der meist ein Mann ist und somit nie selbst Mutter werden kann. Das ist doch verrückt. Und die Frauen müssen sich nicht mehr darum kümmern. Ist das auch so eine Art Erleichterung?

Irene Behrmann: Naja, es deckt sich nicht mit der Untersuchung. Es gibt doch viele Frauen, die da reinschlittern, die das nicht überblicken. Das ist der Punkt. Sie sagen: „Naja, okay, den Ultraschall machen wir sowieso. Das zahlt ja auch die Krankenkasse". Dann wird ihnen angeboten: Nackentransparenz. Das ist der zweithäufigste Test. Da wird die Nackenfalte gemessen.

Monika Berger-Lenz: Wie? Vom Kind? Wie wird das gemacht?

Irene Behrmann: Durch Zentimetermaß. Man kann am Bildschirm recht gut messen. Dann gibt es eine Wahrscheinlichkeitsrechnung, ob das Kind Trisomie hat, herkömmlich auch mongoloid genannt. Und dann fangen die Probleme erst an.

Das klingt ja ganz harmlos. Aber es gibt unklare Ergebnisse, die sind nicht hundertprozentig. Und dann geht's los. Die Ärzte sagen, die Frauen können sich das überlegen. Man könnte ihnen jetzt noch den Tripletest anbieten. Das ist eine Blutuntersuchung. Und die

Auswertung kommt Wochen später. Und dann steht man vielleicht wieder mit einem Risikoergebnis da.

In dieser Untersuchung sind mehrere Fälle von Frauen, die beschreiben, dass sie in einer solchen Risikogruppe gelandet sind. Doch hinterher war alles okay. Oder nehmen wir so eine "Kleinigkeit", dass ihnen gesagt wird, der Kopf des Kindes sei zu groß. Oder zu klein.

Monika Berger-Lenz: Schlimm. Diese Angstmacherei.

Irene Behrmann: Sehr schlimm ist das, diese Angst die da entsteht. Und das nennen auch die Frauen. Wir haben also zum Beispiel auch die Frage gestellt, was die größte unerwartete Schwierigkeit in der Schwangerschaft und unter der Geburt war. Da kommen häufig solche Antworten: Dass keine Freude aufkam oder dass der Arzt nur Angst gemacht habe.

Das ist eine Belastung, die sich fortsetzt. Die kriegt das pränatale Kind ab. Das sind alles diese Dinge, wo ich sage, das wirkt sich später aus. Und dann weiß kein Mensch, woher diese Angst kommt.

Monika Berger-Lenz: Ich denke aber dass es hier ein DHS gibt. Da muss ein Schock vorliegen.

Irene Behrmann: Ja, kann schon sein. Wahrscheinlich schon. Mir fällt da ein Beispiel ein. Mich rief eine Frau an. Die sagte, sie habe eine Tochter, die entwickle so eine Angstthematik. Ständig sage sie, sie habe ein Loch im Bauch. "Uns kann keiner helfen, kein Arzt. In der Schule hat sie sich schon ganz zurückgezogen", erzählte sie. Ich fragte sie: "Wie ist das Kind geboren?" Sie sagte, per Kaiserschnitt. Und da habe ich gesagt: "Da bringen Sie sie gleich mal mit".

Dann kamen sie zu zweit. Die Tochter kauerte sich sofort in eine Ecke, mit angezogenen Beinen. Ich habe beide angesprochen. Ich sagte der Mutter, dass ich glaube, dass es wichtig ist, dass die Tochter mithört, was wir besprechen. Sie könne ja schauen, in welcher Form sie was sagen möchte. Aber ich fände es gut, wenn sie dabei wäre. Dann habe ich sie nach der Geburt gefragt.

Die Tochter saß mit solchen Ohren da und hörte zu. Aufgerissene Augen. Bis ich sie dann fragte, ob ihre Tochter sich schon mal die Narbe angesehen hätte. Da meinte sie: „Irgendwann bestimmt mal, aber so richtig nicht." Wie sie das sagte saß das Mädchen schon bei ihr auf dem Schoß und wollte unbedingt diese Narbe ansehen.

Das war ein typisches Beispiel für so eine Symbiose, dass das Kind unter Umständen nicht unterscheiden kann: "Kriege ich das Loch in den Bauch geschnitten oder meine Mama?". Das ist typisch für so eine Kaiserschnittentbindung. Es bleiben Symptome, die mit diesem Ereignis zu tun haben.

Ein anderes Beispiel: Ein Junge, der sich ein blaues Auge abgeholt hat. Der Neunjährige hatte einen Jungen angegriffen, der stärker war als er. Und die Mutter fragte ihn, warum er den Jungen angegriffen hatte. Da sagte er: "Der hat mich so böse angeguckt". "Erzähl, wie hat der dich angeguckt? Wie böse? Wie meinst du das?" "Der hat die Augen zusammengekniffen und hat mich ganz böse angeguckt."

Also hat er ihn angegriffen. Der Junge wehrte sich, und er bekam sein blaues Auge. Wir haben gemeinsam überlegt, ob er eine Erinnerung haben könnte, an böse zusammengekniffene Augen. Dann ist er selbst drauf gekommen. Das könnten die Operateure gewesen sein. Der Junge war auch eine Kaiserschnittgeburt.

Monika Berger-Lenz: Und das war so?

Irene Behrmann: Er hat ja gesagt. Da weiß man nicht, ist das jetzt eine Suggestivfrage gewesen, hat er deshalb ja gesagt. Es lag aber nahe. Wenn man das im Zusammenhang mit der ganzen Geschichte des Jungen sieht, passt das.

Christopher Ray: Wenn da jemand angestrengt operiert, vielleicht ein bisschen kurzsichtig ist, kann das natürlich auch böse aussehen. Und dann in dieser Situation, erschrocken in die Welt gerissen, fast übergangslos, kein angenehmes Erlebnis. Vielleicht hat er Schmerzen gehabt. Und das Unterbewusstsein erinnert sich an diese Situation.

Monika Berger-Lenz: Es ist logisch. Und es hat seinen Sinn. Das wird gern verkannt.

Irene Behrmann: Da hat es kulturelle Veränderungen gegeben, die die Frauen von sich selbst weggebracht haben, von den Hebammen weg. Das ist eine kulturelle Entwicklung, die Folgen hat.

Christopher Ray: Ich habe als Junge vier Hausgeburten meiner Tante erlebt. Bei meinen Großeltern. Sie hat am Kochtopf gestanden, dann hat sie gesagt: „Holt die Schwester." Das war die Gemeindeschwester, sie war gleichzeitig Hebamme. Sie kam dann, meine Tante hat entbunden und zwei Stunden später hat sie fertiggekocht und am Tisch gesessen. Das war so normal gewesen bei uns.

Monika Berger-Lenz: Eine Hausgeburt, für uns wäre das unvorstellbar gewesen. Zum Kinderkriegen geht man ins Krankenhaus.

Irene Behrmann: Und das ist eine grundlegende Änderung, innerhalb weniger Jahre. Nach dem Krieg ist der Hebammenberuf zurückgedrängt worden. Damit konnte man kein Geld verdienen. Als Hebamme braucht man so gut wie keine Medikamente. Diese Verdrängung ins Krankenhaus, das hat vieles verändert.

Monika Berger-Lenz: Aber eben nicht zum Guten unbedingt.

Irene Behrmann: Nein, es ist eine Sackgasse. Das wissen auch viele Insider. Sie wissen nur individuell nicht, wie sie da rauskommen sollen. Das ist das Problem.

Ein Aspekt sind die Eltern, einer die Hebammen, einer die Ärzte. Es ist ja auch alles separiert. Die Kinderärzte wissen nicht, was ist in der Vorgeschichte passiert. Die Gynäkologen sehen nicht, wie wird das Kind geboren und was sagt der Kinderarzt dazu. Das ist alles separiert, wie so oft im männlichen Denken. Das kann in bestimmten Berufsfeldern effektiver sein. Aber bezogen auf ein ganzheitliches Geschehen, die Familiengründung, geht diese Separierung auf Kosten von etwas.

Monika Berger-Lenz: Das hat was mit dem Multitasking zu tun, glaube ich. Wir wissen zum Beispiel genau, wenn die Post kommt, ob wir an den Briefkasten müssen oder nicht. Kommt eine Frau mit Päckchen können wir uns den Weg sparen. Sie wird immer die Briefe, Karten und was sonst dabei ist, gleich mit überreichen. Anders bei einem Mann. Der gibt die Päckchen persönlich ab und steckt die Post in den Briefkasten. Schön ordentlich nacheinander abgearbeitet. Aber mal abgesehen davon kenne ich auch einige Männer, die diese Separierung nicht so betreiben.

Irene Behrmann: Ich denke mal, die sozialen Strukturen unterliegen einem permanenten Wandel. Und in den vergangenen 300 Jahren gab es da enorme Veränderungen. Die Neuzeit hat die männlichen Eliten in einen Wissenschaftsdiskurs hineingebracht. Und die Frauen waren bis vor 100 Jahren davon völlig ausgeschlossen.

Christopher Ray: Hinter jedem großen Denker stand eine starke Frau. Ob das Einstein war oder sonst jemand. Sie stand aber immer im Hintergrund.

Monika Berger-Lenz: Fakt ist aber, dass das weibliche Wissen gezielt zurückgedrängt wurde, warum auch immer, aus welchen Ängsten heraus. Mit der Hexenverfolgung ist das weibliche Wissen fast völlig ausgerottet worden.

Irene Behrmann: Auf jeden Fall. Das sind Katastrophen gewesen in den Dörfern. Das muss man sich sehr direkt vorstellen. Ich habe vor einiger

Zeit einen Bericht gelesen, wie in einem Nachbardorf vor 100 Jahren eine Hebamme gesucht wurde. Das war unglaublich, welche Gruppierungen sich zusammengetan hatten. Bis die sich auf eine Frau geeinigt hatten, nachdem aber auch eine, die sie wollten, abgesagt hatte - das war ein enormer Suchprozess.

Wenn so eine Frau Feinde hat und in so einen Diskriminierungszirkel hineingerät und letztlich als Hexe verbrannt wird, das sind Traumen die da erlebt werden. Und zwar von den übrigen Frauen, die als potentielle Nachfolgerinnen das erleben. Sie werden völlig verängstigt. Abgesehen von den vielen kleinen Kindern, den Mädchen, die das auch mit ansehen mussten. Das sind alles unaufgearbeitete Sachen in der Geschichte, die sich noch auswirken.

Monika Berger-Lenz: Die aber nicht wirklich eine Rolle spielen, weil auch heute die Politik überwiegend männlich ist.

Irene Behrmann: Wenn die Hebammen jetzt wiederkommen, dann deswegen, weil sie selbst sagen, so kann es nicht weitergehen. Die männliche Medizin ist sehr mächtig, weil sie sich verbandelt hat mit der Pharmaindustrie. Da wird sehr viel Geld umgesetzt. Das ist einfach Fakt.

Monika Berger-Lenz: Wichtig ist, dass sich das Denken ändert. Warum gehen Frauen zum Kinderkriegen ins Krankenhaus, wenn sie doch nicht krank sind, sondern ein Kind bekommen?

Irene Behrmann: Ja, warum gehen überhaupt Menschen zum Arzt, wenn sie nicht krank sind. Ein Umdenken halte ich hier für ganz wichtig. Und das muss auch aus einem veränderten Bewusstsein der Natur gegenüber gespeist werden. Wenn wir denken, wir können uns losgelöst von der Natur im Supermarkt eindecken, dann sind wir nicht mehr an der Natur dran. Dann spüren wir nicht mehr, dass wir selbst Natur sind.

In der Geburtskultur offenbaren sich unsere entfremdeten Lebenszustände. Da zeigt es sich. Was ich so gravierend finde, ist diese Sackgasse in der Geburtshilfe. Ein wichtiger Aspekt aber sind eben die Eltern.

Ein Beispiel ist diese Impfaktion gegen Gebärmutterhalskrebs. Das ist wirklich ein gutes Beispiel, wie manipulativ vorgegangen wird. Völlig distanzlos machen diese Mädels das mit. Und die Schulen machen das mit, verteilen die Werbung. Wer macht das eigentlich?

Monika Berger-Lenz: Österreich ist da schon weiter. Zu Beginn gab es hier massive Werbung, Prominente wurden vor den Karren gespannt usw. Bis es die ersten Todesfälle gab. Und die sind anders als in Deutschland nicht durch die Medien totgeschwiegen worden. Österreich ist ein sehr kleines Land, die Medien sind noch in echter Konkurrenz statt in der Hand von Monopolen. Das heißt, wenn einer berichtet, müssen die anderen noch mehr darüber herausfinden.

In der Folge haben sich die Prominenten entschuldigt dafür, dass sie Werbung gemacht haben für die Impfung. In Österreich findet die Gebärmutterhalsimpfung seither so gut wie nicht mehr statt. Das Geschäft ist dort vorbei. Ist für die Pharmaindustrie aber verschmerzbar. Der Markt ist wesentlich kleiner als der deutsche.

Irene Behrmann: Für mich ist das ein Beispiel der Manipulierbarkeit. Wie schnell diese jungen Erwachsenen in so eine Angstschiene reinkommen und dann so etwas mit sich machen lassen.

Wir haben uns zusammengetan, eine Gruppe von Leuten, und wir wollen einen Verein gründen, der sich Green Birth nennt. Wir wollen die jungen Eltern dadurch wieder zu mehr natürlichen Geburten bekommen.

Da sind viele Ärzte, Hebammen und Eltern dabei. Denn es muss etwas getan werden. Das Erfahrungswissen geht massiv zurück, auch und vor allem bei Ärzten. Die können ja fast keine Steißgeburt mehr vollziehen. Für eine erfahrene Hebamme ist das überhaupt kein Problem.

Monika Berger-Lenz: Kommen wir doch noch mal auf die Regressionstherapie zurück. Die Leute, die zu Dir kommen, haben nicht nur Schmerzen, sie weisen auch Verhaltensänderungen auf. Sie haben Einstellungen, mit denen sie nicht glücklich sind. Gab es schon Fälle, in denen Du Angst hattest?

Irene Behrmann: Wenige von diesen aggressiven Menschen kommen zu mir, eine Kollegin hat mehr solcher Fälle. Einmal habe ich so etwas erlebt. Da sind Gefühle aufgetaucht, Ängste vor diesem Menschen.

Nach der zweiten Stunde hatte sich das geklärt. Das war ein Mann, der eine sehr schwere Misshandlung erlitten hatte durch Mutter und Oma und im Grunde so einen latenten Frauenhass hatte.

Ich als Therapeutin habe die Übertragung abgekriegt. Und das habe ich gespürt. Das hat sich von selbst gelöst und ist eine sehr gute Arbeit geworden.

Ich würde gern in solchen Fällen mehr männliche Therapeuten haben. Wir haben noch keinen einzigen Mann ausbilden können. So jemand muss natürlich schon selbst Lebenserfahrung haben.

Ich glaube, dass jeder Mensch nach Erfüllung sucht, egal wo er gelandet ist. Es gibt viele Leute, die mit ihrer Arbeit sehr unzufrieden sind, aber nicht wissen, wie sie da rauskommen. Weil sie in den Strukturen hängen. Es ist auch kein Zufall, dass sich viele von den Ärzten, die sich kritisch äußern, das erst tun, wenn sie selbst in Pension gehen. Schade.

Monika Berger-Lenz: Oder auch Politiker.

Christopher Ray: Heiner Geißler, bestes Beispiel. Vom Saulus zum Paulus.

Irene Behrmann: Mir wäre es jedenfalls sehr wichtig, dass Heilpraktiker, die bereits das ganzheitliche Denken gewohnt sind, sich für die Therapie interessieren würden. Wenn sie an einem Punkt sind, wo sie nicht mehr wissen, wie sie helfen können, kann die Regressionstherapie die Lösung sein.

Monika Berger-Lenz: Aber haben die mit ihren Mitteln der Kinesiologie, der Rückführung oder Hypnose nicht ähnliche Möglichkeiten wie Du mit der Regressionstherapie?

Irene Behrmann: Das weiß ich nicht. Bei der Rückführung habe ich persönlich meine Probleme. Weil für mich ein Leben mit der Zeugung beginnt. Das persönliche individuelle Leben. Die persönlichen Erfahrungen der Mutter können sich dabei aber eben auf das Ungeborene übertragen.

Es gibt eine hochinteressante Studie in Quebec. Um die Jahrtausendwende herum, gab es einen Ort, der war nach einem Schneesturm sechs Wochen komplett von der Umwelt abgeschnitten. 89 Schwangere waren in diesem Ort.

Diese Frauen hat man in eine Langzeitstudie übernommen und mit ihren Kindern untersucht. Dabei wurden gravierende Unterschiede festgestellt zu nicht von solchen Stresszeiten betroffenen Kindern. Die Lernfähigkeit war um zehn Punkte gegenüber der der anderen verringert. Diese gestressten Kinder konnten schlechter lernen.

Es gibt noch eine interessante Studie aus der Tschechoslowakei aus den 70er Jahren über unerwünschte Kinder. Die Kinder waren nicht nur abgelehnt worden. Es wurde den Müttern nicht erlaubt, sie abzutreiben. Sie gingen in Berufung, es wurde wieder abgelehnt und sie mussten gegen ihren Willen diese Kinder austragen.

Das waren über 200 Kinder. Die hat man über 20 Jahre lang untersucht. Die Folgen waren gravierend: mangelnde soziale Kompetenz, Delinquenz usw.

Monika Berger-Lenz: Wenn man das hört, muss man sich fragen, was ist mit Prävention? Nicht das, was so genannt wird, sondern echte Vorsorge. Denn das, was so genannt wird, ist eine Förderung der Konflikte.

Irene Behrmann: Das ist eine latente Schädigung im großen Stil mit nicht überschaubaren Langzeitschäden. Hier ist meines Erachtens der Staat gefordert. Hier müsste die Gesundheitsforschung ansetzen. Unabhängig zu erforschen, was ist das mit den Kindern, die ADHS haben. Was ist im Ursprung gelaufen? Welche Medikamente wurden gegeben?

Wir wissen zum Beispiel ganz zweifelsfrei, dass Kinder, bei denen die Mütter mit Wehenhemmern stillgelegt wurden, dass diese Kinder mit Wahrnehmungsstörungen oder einer herabgesetzten Sensibilität geboren werden. Sie reagieren nur auf starke Reize. Sie leben, als ob sie immer noch unter diesem Medikament stehen würden. Die Gehirnzellen, die für die Wahrnehmung zuständig sind, sind immer noch im Stadium, in dem dieses Medikament eingesetzt worden ist. Die Nachreifung ist nicht passiert.

Und jetzt hat man das Neugeborene und das soll funktionieren. Die Eltern wundern sich, dass das Kind nicht trinkt oder sehr spät entwickelt. Das sind neuronale Fenster, die sich nicht geöffnet haben.

Ich gehe davon aus, dass so eine relativ kurze Erfahrung unter der Geburt möglicherweise eine andere Wirkung hat, als wenn eine Frau fünf Wochen stillgelegt wird. An der Stelle hat man gute Erfahrungen gemacht mit psychologischer Beratung. Stress runter.

Es hat schon vor 30 Jahren solche Praxen gegeben. Ich kenne eine in Bremen, da sitzt die Ulrike Haufe, sie ist heute Frauenministerin. Die haben zu der Zeit schon Frauen mit psychologischer Beratung geholfen.

Sie haben vorzeitige Wehen auf Null runter gefahren. Ohne Medikamente. Sie haben Hausbesuche gemacht, haben sie begleitet, haben dafür gesorgt, dass Stress abgebaut wird durch organisatorische Unterstützung und mehr. Die Wehe ist vom Kind ein Notsignal.

Wir wissen das alles. Und es wird nicht in ein gesellschaftliches Wissen umgesetzt. Es setzt kein gesellschaftliches Lernen ein. Das ist das Schlimme. Und das muss man den Verantwortlichen auch vorwerfen. Die Literatur gibt es. Es gibt viele lebende tolle Ärzte und Ärztinnen, Pioniere und Psychologen, die dieses Wissen zusammengetragen haben. Und es wird trotzdem nicht gemacht.

Wenn ich als medizinischer Laie diese Information finden kann, können die anderen das auch finden. Und das, denke ich, ist ein gesellschaftliches Versagen im Blick auf medizinische Berufe. Die Lehrenden müssten das doch wissen. Professoren müssten doch an solche Literatur rankommen. Oder wenn sie ihre Doktoranden haben und die schreiben irgendwelche Doktorarbeiten über irgendwelche Medikamente, dann müssten sie doch über so eine Studie stolpern und sagen, es gibt noch eine Alternative. Ich kann mir nicht vorstellen, dass man da nicht drüber stolpert.

Monika Berger-Lenz: Das ist das was Paul Feyerabend immer gesagt hat, die Laien müssen ran. Eine Basisbewegung.

Irene Behrmann: Das sehe ich auch so. Das ist das einzige. Die sogenannten Experten würden umschwenken, wenn sie merken würden, es würde ihnen das Geschäft verderben.

Noch mal zurück zum Stress. Schwangerschaft und Kinder, das sind Sachen, die fast allein auf den Frauen lasten. Heute gibt es kaum noch Großeltern, die die Kinder mal nehmen können. Meist wohnen die

Familien wegen der Arbeit weit auseinander. Und es ist eine riesige Bürde, die auf den Müttern lastet.

Ich kann das auch belegen. Wir haben in unserer Studie unterschieden zwischen ersten und zweiten Kindern. Und die größte Belastung während der Schwangerschaft für die Frauen ist das erste Kind. Keiner ist da, der es ihnen einmal abnehmen kann. Die sind noch klein, brauchen soviel Zuwendung, sind häufig selbst noch Babys.

Und das gibt es kaum, ein soziales Netz, das funktioniert. Krippen sind meiner Meinung nach aber nicht die Lösung. Sie sind ein Arbeitsmarktpolitisches Instrument. Aber sie dienen nicht den Bedürfnissen der Kinder.

Ich sehe nicht die Tagesmütter und kleine überschaubare Kindergruppen als Problem. Das ist machbar. Aber in Krippen haben wir es mit 15 Kindern auf zwei Erzieherinnen zu tun. Und bei Kleinstkindern, die gewickelt werden müssen, kann man sich ausrechnen, was das für ein Lärmpegel ist. Was das für einen Stress macht und zu was die Frauen kommen. Das ist schrecklich. Aber daran sieht man, wo das Interesse liegt.

Aus meiner Sicht zeigt sich hier eine familienpolitische Blindheit. Sie ist nur auf den Arbeitsmarkt ausgerichtet. Die Familie ist aber als eine wichtige soziale Einheit zu schützen. Die Kinder, damit sie eine wirklich stabile Elterngeneration haben. Eine, die nicht permanent Existenzsorgen hat, oder ständig mit Problemen konfrontiert wird, wie eine zu kleine Wohnung, weil man sich eine größere nicht leisten kann.

Da wird nicht geschaut, dass diese kleine Zelle Schutz bekommt. Der wird nicht gegeben. Wenn ich schon wieder darauf abziele, dass die Mutter arbeitet und das Kind in der Krippe ist, das ist eine Schutzlosigkeit. Und das macht labile Persönlichkeiten, die nicht lange genug in einem geschützten Raum reifen konnten. Ich kann nur mit einem geschützten Hintergrund Schritte wagen und kreativ sein. Das kann ich nicht, wenn ich mich bedroht fühle.

Christopher Ray: Das war jetzt ein wunderschönes Plädoyer für das Bedingungslose Grundeinkommen. Es ist so. Denn das ist das einzige, was in dieser Zeit wirklich hilft zur Entwicklung stabiler Persönlichkeiten, auf jeder Ebene.

Monika Berger-Lenz: Ich würde jetzt ganz gern noch einmal auf einen Aspekt in Deiner Arbeit zurückkommen, und zwar die Zwillingsverluste. Ich finde es faszinierend, wenn sich Leute erinnern an ihren Zwilling in diesem Mutterleib. Dieser winzige Mensch ist schon derart vollständig, das ist enorm.

Irene Behrmann: Ich habe ein Protokoll gelesen bei einer Kollegin. Darin beschreibt die Klientin, wie etwas weggeht. Und dabei entstehen bei ihr tiefe Trauergefühle. Ein Bild entsteht und Trauer kommt. Trauer hat ja etwas mit Verlust zu tun. Es ist nicht das Gegenteil von Freude. Trauer entsteht immer bei Verlust. Nur dann. Es hat etwas mit Bindung zu tun, die aufgelöst wird. Wir legen nichts hinein.
Manchmal gibt es Bestätigungen, wie im Fall der dreijährigen Anna. Es ging darum, dass eine Klientin kam und sagte: "Bevor wir anfangen muss ich ihnen etwas erzählen."

Es war Folgendes passiert. Die dreieinvierteljährige Anna spielt mit ihrer Freundin. Die Mütter sitzen und trinken gemütlich Kaffee. Dann kommt diese Freundin und sagt: "Anna weint". Die Mutter hat nichts gehört, ist überrascht. Sie springt auf und geht zu Anna. Das Mädchen liegt auf dem Boden und weint. Sie nimmt sie auf, tröstet sie, will wissen, warum sie weint. Und sie sagt: "Tina ist tot." Und die Mutter sagt: "Aber mit Tina hast Du doch gespielt, sie ist hier, du brauchst nicht zu weinen".

Doch Anna lässt sich nicht trösten und sagt wieder. "Tina ist tot". Abends kommt Anna mit einer Puppe, weint wieder und sagt: "Die Puppe ist tot". Die Mutter erzählte mir, sie sei völlig entgeistert gewesen. Sie konnte nichts damit anfangen, stotterte herum, wusste nicht weiter.

Dann fragte sie mich, ob ich etwas damit anfangen könnte. Ich habe sie daraufhin gefragt, ob sie eine Blutung während der Schwangerschaft hatte. Sie erzählte daraufhin, dass sie tatsächlich eine hatte, in der achten Woche etwa. Sie hätte damals bei ihrer Ärztin angerufen. Die war aber nicht da. Der Kollege war da und sagte am Telefon: "Also wie sie das schildern, wird nichts daraus." Sie war dann auch schon traurig. Eine Woche später war die Ärztin da und es war alles in Ordnung.

Wie sie mir das erzählte wurde klar: Da gibt es nur eine einzige Erklärung, die logisch ist - und die lautet, dass ein Zwilling abgegangen ist. Das kommt häufiger vor, wie wir wissen. Weil man durch den Ultraschall Zwillingsschwangerschaften häufiger feststellt und weiß, dass es doch wesentlich mehr sind als wir ahnen.

Jetzt kann man sich fragen, wie kann das neurologisch erklärt werden. Die Wahrnehmung ist offenbar bei einem acht Wochen alten Embryo so weit, dass es kommuniziert, dass es wahrnimmt, da ist etwas. Ich habe eine Schwester oder einen Bruder, und dass diese neuronale Verbindung so funktioniert, dass sie ins Bewusstsein kommen kann.

Monika Berger-Lenz: Und der Verlust muss schlimm gewesen sein, sonst hätte das Mädchen nicht so geweint.

Irene Behrmann: Ja, es war eben ein Verlust. Anna hat getrauert. Aber dass ein so kleines Kind im Mutterleib so trauern kann, denn die neuronalen Spuren müssen schon da sein, das ist faszinierend.

Monika Berger-Lenz: Wie könnte man nun so etwas verarbeiten, wenn man als Erwachsener auf so etwas stößt. Wie kann man damit umgehen?

Irene Behrmann: Die Forschung sagt, wenn die Zelle X voll ausgebildet ist kann ich auch hören. Aber wir wissen nicht ob die Vor- und

Zwischenstufen dieser Zellen etwas wahrnehmen, was dem Hören gleichkommt, zum Beispiel eine Stimmung aufnimmt.

Ich habe neulich einen Bericht bekommen von einem jungen Mann, der völlig verzweifelt war. In der zweiten Stunde ist er an seine Geburt herangekommen und war positiv erschüttert, dass da ein Arzt sich gesorgt hat. Er hat gespürt, wie der rumgerannt ist und sich um ihn gesorgt hat. Und wie der ganz liebevoll war und gesagt hat: "Wir schaffen das. Du kriegst das hin".

Er hatte diese Wahrnehmung. Das war für ihn ganz wesentlich. Da kann ich mich auch fragen, wie kann er denn Sprache erinnern? Das war auch ein wichtiger Satz, an den er sich erinnerte. Wie kann das sein? Da kann ich doch nur sagen, dass es für den neuronalen Speicher keine Vergangenheit und Zukunft gibt. Was früher kommt, kann mit späteren Codes entschlüsselt werden. Muss so sein, es gibt keine andere Erklärung.

Das wäre auch eine Erklärung dafür, dass in den ganz frühen Stadien sich Wahrnehmungen mit späteren verknüpft haben. Denn die Mutter von Anna sagte auch noch, dass sie sich erinnerte, dass sie gedacht hatte: "Hoffentlich werden es keine Zwillinge." Denn in der Familie gab es öfter Zwillinge. Und meine Frage ist, ob das gereicht haben kann, damit sich der Zwilling verabschiedet.

Monika Berger-Lenz: Wenn sie sich erinnern konnte, war der Gedanke stark.

Irene Behrmann: Das glaube ich auch. Dann war der stark. Aber das ist leider nicht beweisbar.

Christopher Ray: Das erscheint mir logisch. Quantenphysikalisch betrachtet: Zeit ist linear, konstant und permanent. Und ich kann mich daran entlang bewegen. Du hast das mit den Codes gut gesagt. Wenn ich den Code hier und jetzt bekomme, kann ich die Nachricht hier im Jetzt auslesen.

Irene Behrmann: Ja. Diese ganze neuronale Vernetzung, hier kann ich in die Spuren hinein. Das ist auch die Erklärung dafür, dass sich jemand in einem entspannten Zustand, motiviert - ich will das ja dann auch, bin neugierig - dass so jemand an solche alten Botschaften heran kommt, an solche alten Informationen.

Monika Berger-Lenz: Wenn man sich das überlegt müsste man seinen Geburtstag eigentlich neun Monate vorverlegen.

Irene Behrmann: Ja, machen die Chinesen ja auch, glaub ich. Da fällt mir ein anderes Beispiel ein. Das zeigt, wie faszinierend oft Symptome sind, wenn man ihnen auf die Spur kommt.

Eine Frau erlebt, dass ihr immer wieder die Augen zufallen. Sie kann sie kaum offenhalten, nur mit Mühe sperrt sie sie auf. Jahrelang hat sie dieses Problem. Immer wieder fallen ihr plötzlich die Augen zu und sie kann sie kaum öffnen, nur mit großer Anstrengung.

In der Therapie kommt dann heraus: Die Mutter hatte versucht, das Kind abzutreiben. Sie war allerdings selbst total erschrocken und ließ von dem Vorhaben dann ab. Aber durch die Stricknadel war die Fruchtblase ausgelaufen und die Haut hatte sich über den Körper gelegt. In dem Moment, da ihr das klar wurde, woher dieses Symptom kam, hatte sie eine logische Erklärung.

Es ist so, dass sich die Blase wieder auffüllen kann und das scheint da passiert zu sein. Die Klientin überlebte und wurde normal geboren. Sie setzte sich dann intensiv mit ihrer Wut auf die Mutter und ihre Enttäuschung über sie auseinander. Das Symptom dauerte danach noch ein halbes Jahr an, ehe es abgeklungen war. Aber dann war es weg.

Christopher Ray: Man glaubt oft gar nicht, wie prägend die Zeit im Mutterleib sein kann. Es kann sehr befreiend sein, wenn man so etwas auf die Spur kommt, denk ich. Spannend ist es allemal.

Irene Behrmann: Als ich die Regressionstherapie entdeckt habe - also ich habe sie ja nicht erfunden, es ist eine Variante von Janov, es gibt da viele Spielarten - habe ich mich viel damit beschäftigt.

Ich habe diese Variante nach und nach entwickelt. Sie ist insofern anders, weil sie mit einzelnen Menschen arbeitet. Weil dabei nicht berührt wird. Sie ist ambulant, man kann wieder nach Hause gehen. Das ist bei den anderen nicht so. Sie denken ja immer, man muss bestimmte Techniken haben. Es ist also nichts Entdecktes, sondern eine Variante. Es zeigt sich dabei verstärkt die Geburtsthematik.

Klar wird dabei vor allem eins: Was auch passiert, es hat seine Gründe. Und es darf passieren. Es ist ein biologischer Prozess. Als Symptom ist es ein wertvoller Hinweis, zu wissen, diese Situation hast du schon mal überlebt. Das ist eine Erfahrung die ich gemacht habe. Mutter Natur ist nie so blöd, sich selbst umzubringen.

Praxiserfahrungen
Irene Behrmann

Ich stelle hier zwei Klientinnen vor, die sich bei der Regressionsarbeit an früheste prä- und perinatale Erlebnisse herantasten. Weder die beiden Klientinnen noch ich ahnten etwas von dem Ausmaß und den Folgen der Jahrzehnte zurückliegenden Erlebnisse. Die Erfahrung zeigt, dass die konsequent selbstbestimmte Arbeit niemals überfordernd ist. Das "Gesamtsystem" Mensch ist auf Lebenwollen ausgerichtet. Nur solche Aspekte eines Erlebnisses kommen zum Tragen, die der Einzelne auch bereit ist, innerlich zuzulassen.

Beiden Klientinnen danke ich, dass sie ihr Einverständnis gegeben haben zu einer anonymisierten Veröffentlichung. Nur so können wir voneinander und miteinander lernen und unser Erfahrungswissen in den Erfahrungsaustausch einbringen. Mein Wunsch wäre, dass es dazu kommt.

Erstes Beispiel:
Eine 34-jährige Verkäuferin hat an Kopf und Hals häufig schmerzhafte Entzündungen und sie leidet ständig unter Kopfschmerzen. Sie ist oft krank geschrieben. Ihr Blutdruck ist zu hoch und sie kann ihre Nahrungsaufnahme nicht kontrollieren. Sie pendelt darum zwischen Verhungerungsängsten und - wie sie selbst sagt - "Fressanfällen" hin und her. Anderen Menschen kann sie keine klaren Grenzen setzen und sie fühlt sich darum oft ausgenutzt. Mit 19 Jahren überlebt sie nur durch Zufall einen Suizidversuch, den sie ab 13 Jahren plante. Wegen dieser Beschwerden ist sie schon viele Jahre in verschiedensten Behandlungen und nun bei mir angekommen.

Zu den Umständen ihrer Zeugung und Geburt berichtet sie wörtlich: "Mein Vater war 17, meine Mutter 19 Jahre alt. Meine Mutter hat bis zuletzt verheimlichen können, dass sie schwanger war. Sie hat sich eingeschnürt und gehungert. Sie war abgemagert gewesen und dann zusammengebrochen. Das war dann auch schon meine Geburt".

Dass ihre Symptome solch frühe Wurzeln haben, zeigt sich bereits in der allerersten Liegung, bei der die Klientin nur dem nachgeht und "ausdrückt", was sie spürt.

- mein Atem ist wie abgebremst, ein Ziehen am Kopf bis in die Zähne und Kiefergelenk
- die Schläfe hämmert - der Kehlkopf zieht sich zusammen
- mein Mund ist trocken - die Atmung fließt nicht, ich habe nicht genug Sauerstoff
- bin wie zugeschnürt - der linke Oberschenkel schwillt an,
- die linke Seite kühlt sich ab - ich bin motorisch wackelig
- mein linker Kiefer ist wie verkrampft - die Schulter links und die Wirbelsäule sind verkrampft
- wenn ich mich fallen lasse, wird der Schmerz stärker
- der Atem ist wie stillgestanden - ich komme mit ganz wenig Atem aus
- ein Rauschen im Kopf - ganz wenig Sauerstoff, wie ein Wegdriften
- ich hab ein Gefühl wie ein Band über dem Brustkorb - ich bin wie zwei Hälften
- die untere Hälfte ist abgeschnürt - der Druck geht in die obere Hälfte
- oben ist es sehr warm - ich habe einen Überdruck im Kopf
- mir ist übel

"Woran denken Sie?", frage ich die Klientin im Nachgespräch. "Meine Mutter nimmt mir die Luft zum Atmen, das war schon immer so". Später ergänzt sie trocken: "Meine Mutter erzählte, ich hätte sie beim ersten Anlegen zum Trinken in die Brust gebissen, deswegen bekam ich die Flasche".

Die schlechte Beziehung zur Mutter, ihr Selbsttötungsversuch, Kinderlosigkeit, Konflikt mit Frauen ihres näheren Umkreises, Ernährungsprobleme, die genannten körperlichen Beeinträchtigungen, das alles, so erkennt die Klientin nach und nach, begann pränatal und findet seine Fortsetzung bis in die Gegenwart.

Bei der therapeutischen Arbeit mit dieser Klientin steht im Vordergrund, die körperlichen Schmerzen abklingen zu lassen, was nach wenigen Liegungen auch geschieht. In dem Maße, wie die Schmerzen nachlassen, entsteht bei ihr die innere Gewissheit, selbst etwas bewirken zu können und ihrem Schicksal nicht mehr ausgeliefert zu sein. Der erste Schritt zu einer Ich-Stärkung ist getan.

Zweites Beispiel:
Hier geht es um eine 46-jährige Verwaltungsfachkraft. Ein ungeklärter Konflikt steht zwischen ihr und ihrer Mutter. Die Klientin setzt gleich neben das Elternhaus das eigene Heim. Missstimmungen und quälende Auseinandersetzungen sind programmiert, weswegen sie auch therapeutische Begleitung sucht. Sie kann während eines Jahres bemerkenswerte Ressourcen mobilisieren und die Beziehung zu ihrer Mutter ganz wesentlich klären.

In mehreren Liegungen setzt sie sich mit der Unerwünschtheit seitens der Mutter auseinander. Das würde das gestörte Mutter-Tochter-Verhältnis erklären. Dokumentieren möchte ich im Folgenden die dramatisch erlebte Geburt der Klientin. Es kommt zu Dissoziationen (Aufspaltung der Wahrnehmung) unter der Geburt. In der Folge kann sich die Klientin dreifach parallel sehen und schließlich spüren, wie sie sich dann integriert.

Ich staune immer wieder, wie befreit und gelöst Klienten ihre anstrengende therapeutische Arbeit am Ende einer Stunde zum Abschluss bringen. Ich beobachte bei der therapeutischen Arbeit, dass Dissoziationen oder Blockierungen, auch symbolische Bilder und Figuren in zahllosen Varianten von selbst entstehen. Sie kommen und sie gehen.

Bilder der folgenden Art machen körperliche oder seelische Schmerzen und Erinnerungen erträglicher. Die Bilder helfen, sich eines Geschehens in schonender Weise bewusst zu werden. Sofort folgen innere Ausgleichsbestrebungen, sie kommen meist von selbst in Gang. Es entwickelt sich eine innere Dynamik in Richtung Lösung, Integration, Entspannung.

Das ist nicht als Willensakt möglich, sondern ein Prozess unwillkürlicher Selbstregulierung.

Traumen sind wie eingefrorenes Erleben. Der Schock ist noch wirksam. Der Mensch reagiert mit ständigem Auf-der-Hut-sein. Darin liegt die Logik des Nicht-Abklingens von Symptomen. Damit Symptome aber abklingen können, muss deren Entstehung geklärt werden. Es muss versucht werden, die Folgerichtigkeit von Symptomen aller Art aufzudecken, vor dem Hintergrund kindlichen Erlebens.

Das Protokoll

Die Klientin braucht nur wenige Minuten, bis innere Bilder entstehen.

Kl.: Ich stehe jetzt in meinem Knie, ich habe das Gefühl..., es sieht da ganz leer aus, es ist wie ein Tunnel, und der Tunnel, das ist, als würde er glühen. So ein Gefühl habe ich und es ist ziemlich heiß da drin. Die Tunnelwände sind rotglühend.

Th.: Schau, was passiert... und spür, was es mit dir macht. Ist es ok oder ist es bedrohlich?

Kl.: Also diese Hitze ist zwar unangenehm aber bedrohlich ist die nicht. Was anderes, ich weiß nicht, ich höre oder ich hab das Gefühl, dass von der andern Seite, also aus Richtung Unterschenkel, dass dieses Kribbeln... so als würde da Wasser drin sein. Das steigt so langsam, das heißt... ich muss da weg sonst ersauf ich da drin.

Th.: Bleib im Bild drin, du weißt, du kannst jeder Zeit raus aus dem Prozess. Sprich es aus, dadurch wird es weniger unangenehm.

Kl.: Also das Wasser steigt und ich bleibe da stehen und es läuft um meine Füße rum, und es steigt... es ist auch kühl, ich hab das Gefühl, es reißt mir die Füße weg, es ist schon ganz hoch bis unters Kinn, und schwimmen kann ich auch nicht, so krieg ich keine Luft mehr... hab das Gefühl, meine Nase ist in einer ganz kleinen Luftblase, direkt unter einem Dach, oder in diesem Tunnelknick, da ist das Wasser noch nicht rangekommen; weil es da ja um die Ecke geht, aber es ist nur ganz wenig Luft da...

Kl.: Eh, eh, eh, krieg, krieg, krieg keine Luft mehr, ... (japst nach Luft)

Th.: (nach einer Weile) Kannst Du schon wieder sprechen?

Kl.: Ja, ich hatte das Gefühl, die Luft wurde immer dünner, und wenn ich mir das Bild jetzt so angucke, dann liege ich im Wasser, ich gucke auch nicht raus, ja und offensichtlich bin ich tot.

Th.: Du hast das Gefühl, tot zu sein.

Kl.: Ja, ich habe gar kein Gefühl, ich guck mir das nur an.

Th.: Was siehst Du?

Kl.: Ich sehe ein Rohr, dass angefüllt ist mit Wasser und mittendrin da liegt ein lebloser Körper.

Th.: In diesem Rohr.

Kl.: Ja.

Kl.: Das Wasser müsste ablaufen, damit dieser Körper vielleicht wieder Luft bekommt.

Th.: Gut. Kannst Du das Rohr von außen betrachten und sehen, was da noch ist?

Kl.: Das Rohr ist an sich total geschlossen.

Th.: Oben und unten. Beschreib doch mal die Farbe.

Kl.: Ich kann ja durchgucken, von außen kann ich hineingucken.

Th.: Und Du siehst von außen...

Kl.: Dass das voll Wasser ist und dass da ein Körper drin liegt, und sich nicht bewegt.

Th.: Kannst Du Dir vorstellen, da einmal genau hinzusehen, um ...

Kl.: Wieso? Das ist doch mein Körper!

Die Klientin ist in der Betrachtung dieses leblosen Körpers und im gleichzeitigen Nacherleben dieses Zustandes reglos geworden. ich kann kaum sehen, dass sie atmet. Nach einiger Zeit versuche ich, sie zu unterstützen, indem ich sie anspreche und sie auf ihren Atem hinweise.

Th.: Kannst Du Dir vorstellen, einmal bewusst zu atmen, ein und aus. Die Klientin beginnt etwas tiefer zu atmen, so dass ich es sehen kann. (Nach einer Weile) Möchtest Du diesem Kind nahe sein, um zusammen mit ihm diese Situation durchzustehen? Am Ende muss das Kind ja wieder lebendig geworden sein. Es kann nur wie tot gewesen sein, wäre das möglich?

Kl.: Ich habe das Gefühl, mit jedem Atemzug senkt sich das Wasser.

Th.: Und die Bedrohung?

Kl.: Ja, ich muss diesen Körper da raus kriegen, dass der sich wieder hinstellt, dass der da hinkommt, wo die Luft ist. Wieder in diesen Knick rein, wo das Wasser am ehesten abläuft.

Th.: Im Moment bist Du ja außerhalb und innerhalb zugleich. Der Gedanke ist, dass Du mit Hilfe des Atems eine Lösung findest. Wichtig ist, dass Du aussprichst, was geschieht.

Kl.: Ich muss immer weiter, immer mehr das Wasser wegatmen, ich sehe nämlich diesen, ich weiß, dieser Körper, der liegt da irgendwo im

Wasser, ich finde ihn nicht, aber ich muss das Wasser so weit wegatmen, bis der Kopf wieder rausguckt.

Th.: Ja, gut.

Kl.: Also, ich denke, der Kopf guckt raus und noch ein Stück des Körpers.

Th.: Spürst Du eine Bewegung oder einen Willen, etwas was irgendwie weiterführt?

Th.: Also, ich habe das Gefühl, ich lebe ja, sitze oben im Knie und gucke zu beiden Seiten runter und der leblose Körper ist fast bis in die Unterschenkel reingerutscht fast bis an die Fußknöchel ran.

Th.: Ja.

Kl.: Und soweit ist das Wasser auch weg. Bloß, wenn ich aufhöre zu atmen, dann steigt es wieder. Ich muss also zusehen, dass ich entweder diesen Körper hochziehe, weil der von alleine keine Kraft hat, sich zu berappeln, oder ich muss ständig weiteratmen, um das Wasser ganz wegzudrücken oder zumindest zu verhindern, dass das wieder ansteigt.

Th.: Ja, gut, dann möchte ich Dir mal vorschlagen... du lebst ja und kannst atmen, und du musst ja auch ausatmen, dass Du in jedes Ausatmen drei Wörter hineinsprichst: ‚Ich will leben'. Kannst Du dir das vorstellen? (Die Klientin greift diesen Vorschlag sofort auf.)

Kl.: Ich will leben.

Kl.: Es ist ein ganz eigenartiges Gefühl. Ich bin diejenige, die da fast ertrunken ist und die jetzt das Wasser wieder rausbringt, was sie verschluckt hat, ich bin diejenige, die daneben steht und die sie durch Atmen und Hochziehen bis auf diesen Knickbogen, auf dem dieser

Körper jetzt liegt, geholfen hat, und als drittes steh ich außen vor und guck mir das alles von außen an.

Th.: Hm. So etwas nennt man Dissoziation, die nur in einer akut bedrohlichen Lage stattfindet und Schutz gibt. Ich schlage Dir jetzt vor, dass Du Dein Lebenwollen mal aussprichst. Das geht am einfachsten mit einem "Ich-will-Satz". Du kannst auch Wörter dranhängen, wenn da eine Idee kommt, wie Du möchtest. Achte auf die Drei, die da nebeneinander zu sehen und zu spüren sind. Das Atmen gehört ja allen Dreien. Bleib da mal dran.

Kl.: Ich... will... ////////// (Jeder Schrägstrich steht für eine Wiederholung dieser beiden Wörter) Ich muss die mal schütteln, damit sie richtig zu sich kommt. Immer nur hochheben und, die ist so... los jetzt...(energisch).

Th.: Wenn das Bedürfnis da ist, dann schüttele sie.

Kl.: Los jetzt, komm schon ... ich schaff es nämlich nicht, aus zwei Personen eine zu machen. weil ich diesen Körper nicht hochkriege, ich kann ihn hochheben, aber er fällt mir immer wieder hin, die ist noch nicht ganz bei sich.

Th.: Ja, dann...

Kl.: Los jetzt, hoch, hoch.

Th.: Mut machen, liebevoll, komm, wach auf.

Kl.: Nee, ich muss die schütteln, ich muss die schütteln, damit sie wach wird, und nicht nur streicheln und... los, los, los, los, hoch, hoch, hoch, hoch (bricht ab).

Th.: (ermutigt ohne Worte)

Kl.: Stell dich auf die Beine, los, stell dich hin.

Th.: Kannst du sie halten, sie stützen?

Kl.: Ja, aber ich kann sie nicht tragen.

Th.: Das brauchst Du auch nicht, versuch sie zu stützen oder abzurubbeln oder Körperkontakt zu machen, sie so zu stützen, dass sie sich spüren kann. Und mach ihr Mut, sie soll sich schütteln, wach werden.

Kl.: Ich hab das Gefühl, ich hab die wie so einen nassen Mehlsack im Arm.

Th.: Ja

Kl.: Aber sie bewegt sich noch nicht... sie kämpft mit den Augen so als wenn sie überhaupt nicht zu sich kommt, und oh, die ist so schwer, und ich hab das Gefühl, sie fällt mir gleich wieder runter (ihre Sprache verlangsamt sich und die Zunge wird schwer).

Th.: Ja, halte sie und atme.

Kl.: (Seufzt)

Th.: Die hat so viel durchgemacht.

Kl.: (Seufzt mehrmals) Leben ///// ///// //.

Th.: Kannst Du Leben und Ich.

Kl.: Nee, das passt nicht, das sind ja zwei.

Th.: Ah...

Kl.: Wir leben, kann ich höchstens sagen.

Th.: Ja, sehr gut.

Kl.: Wir leben ///// ////. Mitunter schmelzen die beiden zusammen, dass der Körper doppelt breit ist aber nur noch zwei Arme da sind, zwei Schultern da sind, und dann sind sie wieder auseinander.

Th.: Kannst Du mal schauen, wie Du es weiter... unterstützen kannst?

Kl.: Ich lebe //

Th.: Darf ich fragen, welche von den beiden sagt das jetzt?

Kl.: Die beiden waren zusammen und... deswegen habe ich gesagt ‚ich lebe' um die noch weiter ineinander reinzukriegen.

Th.: Gut, da ist das Gefühl, das hilft weiter.

Kl.: Ich lebe //// ... (sehr erleichtert, wie nach einer schweren Arbeit) und jetzt ist es zusammen. Das ist auch wieder ein komisches Bild: Ich stehe vor der Wienhäuser Kirche und sage immerzu: Ich lebe (lacht), ist das nicht eigenartig?

Kl.: Also jetzt bin ich Ich. Und sonst ist niemand mehr da.

Th.: Wie fühlt sich das jetzt an?

Kl.: Der rechte Arm tut noch ein bisschen weh, da ist ja dran gezogen worden... ja und sonst... ich habe das Gefühl, ich steh auf gerader Straße.

ART Im Kontext zur allgemeinen Psychotherapie und zu Nachbarwissenschaften

Bei beiden vorangestellten Protokollen wird deutlich, wie sehr der einzelne Mensch im sozialen Netz der Familie und dem größeren Umfeld der ganzen Gesellschaft verhaftet ist. Wir fragen uns als Therapeuten z. B. wie das Umfeld der 17-jährigen Mutter ausgesehen haben mag, die bis zuletzt verheimlichte, dass sie schwanger war. Welche Einsamkeit und Not inmitten einer Familie, die nichts merkt, und welche Ressourcen und physiologischen Prozesse muss das ungeborene Kind mobilisiert haben, um das alles zu überleben. Was erzählen die heutigen Körpersymptome der Frau? Welche Gefühle machen der Klientin heute noch zu schaffen, die in ihre Gegenwart gar nicht mehr hineinpassen?

Auch das zweite Protokoll erlaubt einen Blick auf individuelle Lebenserfahrung. Zugleich entstehen auch hier Fragen grundsätzlicher Art zur Therapie als Methode, zu dem was gefühlt, gespürt oder in Bildern gesehen wird. Welche Folgen haben die beschriebenen Integrationsprozesse? Was bedeutet das eventuell. für den therapeutischen Prozess anderer Klienten?

Ich schlage vor, sich hier von den konkreten Beispielen zu lösen. Stattdessen möchte ich einige Gesichtspunkte, die für eine regressionstherapeutische Arbeit von Bedeutung sind, im Überblick darstellen. Dabei geht es schwerpunktmäßig um die vorgeburtliche Lebenszeit des Menschen.

Psychotherapie, historische Entwicklungen und der Stand heute

Eine therapeutische Methode steht immer auf zwei Säulen. Die eine Säule hat mit dem unmittelbaren Erleben von Klienten zu tun, ihrer einmaligen Lebensgeschichte und dem aktuellen Anlass, weswegen sie kommen. Die zweite Säule hat mit dem Kontext zu tun, in den eine Therapeutenperson mitsamt der praktizierten Methode eingebunden ist. Psychotherapeutische Methoden sind nicht starr, sondern stehen in Wechselbeziehung zu Zeitgeist, Therapiepraxis und wissenschaftlicher Reflektion. Es gibt Ähnlichkeiten und Gegensätzliches, Bezüge zu historischen Entwicklungen und zu vorausgegangenen Strömungen.

Therapeuten brauchen ein offenes Interesse für die Sprache der Menschen, ihre Symptome, ob körperlich oder psychisch, für Bilder und Symbole, die vom Klienten her gedacht Selbstausdruck sind.

Psychotherapeutische Theoriebildung unterliegt zeitgeschichtlichen Veränderungen, was die Annahme von Ursachen psychosomatischer Symptome, und das Gesundheits- und Krankheitsverständnis angeht. Sigmund Freud und Generationen nach ihm z. B. folgten den Vorstellungen des Biologen Ernst Haeckel, der 1859 sein "biogenetisches Grundgesetz" formulierte. Demnach sollte der Mensch vorgeburtlich verkürzt sämtliche evolutionären Stufen durchlaufen. Diese Komprimierungstheorie gilt bis etwa 1970. Da erst gelingt es dem Göttinger Biologen Erich Blechschmidt aufgrund besserer Präparate und Technik die Haeckelschen Grundüberzeugungen zu widerlegen. Haeckels Lehren hatten zur Folge, dass Freud und seine Nachfolger Regressionsprozesse nicht zuließen, weil sie fürchteten, in irgendwelche Untiefen abzugleiten.

Wir ahnen, was dadurch alles nicht gelernt und nicht verstanden wurde und welche Fehlinterpretationen das bis heute zur Folge hat. Die Anfänge des Nachdenkens der Menschen über sich selbst, über ihr seelisches Erleben und ihren Ort innerhalb der Natur ist noch sehr jung und von Irrtümern und teilweise von heftigem Richtungsstreit begleitet gewesen. Das gilt es bei aller Kritik zu bedenken. Doch dazu mehr im Abschnitt über die Pränatalpsychologie.

Gegenwärtig ist ein Wandel in der psychotherapeutischen Theoriebildung spürbar. Insbesondere gehen von der Neurobiologie Impulse aus, während die Beiträge der Pränatalpsychologie eher am Rande stehen. Die Hamersche Medizin erfährt ihre Verbreitung über das Internet, Diskussionsforen und Literatur. Wie weit sie in die psychotherapeutische Praxis oder Theoriebildung eindringt, kann ich nicht beurteilen.

ART als ganzheitliche traumatherapeutische Methode

Psychotherapeuten heilen nicht, sondern sie begleiten Heilungsprozesse, die im Klienten stattfinden. Manchmal bieten sie Erklärungen an oder unterstützen einen Prozess durch Anregungen oder Ermutigung. Auch können sie Klienten von ihrem Erfahrungswissen profitieren lassen. Heilung unterliegt natürlichen Prozessen, die durch gemeinsame Überlegungen zusammen mit den Klienten, Verständnis und eine positive Sozialerfahrung im therapeutischen Prozess beeinflusst werden. Von irgendeiner Not Betroffene kommen häufig mit Gefühlen eigener Schuld, eigenen Versagens, da sich Symptome zeigen, ohne dass sie es verhindern können.

Sie bringen Erfahrungen durch den Kontakt mit unserem Gesundheitssystem mit, "Schubladen", in die sie sich einsortiert fühlen. "Sie sind", "Sie haben". In der traditionellen Sprache von Gutachten, Vorhersagen und Medikamentenverordnung werden Menschen zu Objekten und so fühlen sie sich auch. Da wir in unserer Gesellschaft autoritäre Strukturen zumindest an einigen Stellen überwunden haben, passt eine solche Kommunikation nicht mehr. Die Menschen fühlen sich nicht mehr wirklich ernstgenommen. Es entsteht Unzufriedenheit bei Patienten und sie gehen auf die Suche nach Alternativen.

Autoritäre Kommunikation zu überwinden, gilt auch für therapeutische Fachpersonen und ihre Methoden. Menschen wenden sich ab von Therapiemethoden, bei denen sie entmündigt oder manipuliert und in ihrem Bedürfnis nach Selbstkontrolle nicht respektiert werden. Anteil zu nehmen am Schicksal ihrer Klienten, achtsam den jeweiligen Lebensweg begleiten, den Äußerungen Glauben schenken und jede Form des Selbstausdrucks als Entwicklungsschritt zu erkennen, sind die wichtigsten Voraussetzungen dafür, Menschen kompetent begleiten zu können.

Menschen, die mit der ART arbeiten wollen, brauchen auch intuitive Fähigkeiten und Selbsterfahrung. Viele Klienten äußern, sie brauchten jemand, der sie mit ihrem Durcheinander von Gefühlen, Erinnerungen und Körpersymptomen aushält. Das allein genügt oft schon, dass Selbstregulierungsprozesse in Gang kommen.

Fragen werden in kollegialer Supervision reflektiert. Auch sind Therapeutinnen und Therapeut gefordert, sich eigenständig weiterzubilden und Weiterführendes in den kollegialen Austausch einzubringen.

Für meine Reflektion ergab sich z. B. Neues, nachdem ich immer wieder erlebte, dass sich Symptome bei meinen Klienten veränderten und/oder auflösten. Das motivierte mich, Erklärungen für diese Veränderungen zu finden. Psychotraumatologische Ansätze und neurobiologische Forschung waren für mein Verständnis traumatischer Erlebnisse bereits unverzichtbar geworden.

Aber mit diesem Wissen war nicht zu erklären, dass z. B. einmal eine Klientin ihre Menstruation wiederbekam, 14 Tage nachdem sie ihren Tochter-Mutter-Konflikt bearbeiten konnte. Die Klientin war 39 Jahre alt und hatte den Verlust ihrer Menstruation bei der Erstdiagnose gar nicht erwähnt. Sie erzählte später, dass diese ausgeblieben war, seit vor fünf Jahren ihr Mann plötzlich verstorben war. Der Verlust hatte sie sehr wütend gemacht, weil sie nun Geldsorgen hatte und für ihre drei Söhne und das Haus allein zuständig war. Für eine attraktive Frau wäre nun nach fünf Jahren eine neue Partnerschaft vorstellbar gewesen. Doch daran war überhaupt nicht zu denken.

Ohne es sich bewusst machen zu können, verachtete die Klientin von Kindheit an ihre Mutter zutiefst dafür, dass sie einen Mann geheiratet hatte, um sich und ihre Kinder versorgt zu wissen. Denn dieser Stiefvater war ein Sadist, der den Mädchen dieser Familie übel mitspielte. Nachdem die Frau diesen Kindheitskonflikt, den sie mit ihrer Mutter austrug, bearbeitet hatte, löste sich auch der darüberliegende Konflikt, eine neue Partnerschaft in Erwägung zu ziehen.

In einem andern Fall hatte ein Klient seit Monaten eine schmerzhafte, entzündliche Stelle, ein Mesotheliom am unteren Rippenbogen. In der Regression konnte er durch die Bearbeitung dieses Schmerzes eine Prügelei in der Grundschulzeit erinnern. Damals hatte ihn ein älteres Kind gegen den Brustkorb getreten. Auch hier wunderte ich mich, dass beim nächsten Termin dieser Schmerz verflogen war und auch nicht wieder kam. In beiden Fällen handelte es sich um Rezidive, bei denen die Ursprungserlebnisse völlig vergessen worden waren.

Nirgends fand ich für solche Symptomveränderungen eine Erklärung, bis ich 2005 auf die Hamersche Neue Medizin stieß. Für manche der Symptome und deren Auflösung fand ich nun eine Erklärung, für andere aber auch da nicht. Eine CT-Diagnostik empfehle ich dann, wenn aktive Konflikte, deren Heilungsverläufe kritisch sein können, erkennbar sind. Dann erläutere ich meine Überlegungen und verweise Klienten diesbezüglich weiter.

Wenn bei Regressionsprozessen die Spuren von körperlichem oder seelischem Leiden in die Pränatalzeit führen, ist es sinnvoll, sich auf die pränatalpsychologische und neurobiologische Forschung zu stützen.

Mein heutiges Verständnis psychischer Zusammenhänge setzt sich aus primärtherapeutischem Grundlagen- und Erfahrungswissen, Neurobiologie, Pränatalpsychologie und Kenntnissen um die Hamersche Medizin zusammen.

Pränatalpsychologie

Die Pränatalpsychologie verfolgt das Ziel der Erweiterung der menschlichen Biografie um die pränatale Lebenszeit. Das ist das Ergebnis fast 40-jähriger Forschung und Dokumentation von therapeutischer Arbeit und weltweit gesammelten Erfahrungsberichten. Die Resonanz in der Fachwelt ist erst in Ansätzen sichtbar. Unverständnis und Ablehnung haben historische Wurzeln.

Die Bedeutung der Kindheit für das Erwachsenenleben rückt mit der Entstehung der Freudschen Psychoanalyse um 1900 herum erstmals ins gesellschaftliche Bewusstsein, allerdings unter autoritärem, patriarchalem Vorzeichen und im Bewusstsein der Haeckelschen Vorstellungen. 1924 veröffentlicht Otto Rank[1], ein Wegbegleiter Freuds, eine Schrift, in der die Geburt als möglicher Ursprung traumatischer Frühprägung erstmals thematisiert wird. Gleichzeitig betont Rank die Rolle der Frau und Mutter. Sie ist schließlich für das Kind, das in ihr wächst, das erste Zuhause. Doch das Theoriegebäude der Psychoanalyse war bereits in sich abgeschlossen. Rank findet auch in der Gesellschaft keinen Widerhall. So verliert er in Wien seine Existenzgrundlage und flüchtet nach den USA[2].

Ab 1933 kommt es im deutschsprachigen Raum durch ideologische Hetze und Verfolgung zur Emigration bedeutender Wissenschaftler, Psychologen und Ärzte. Das führt zu einem vollständigen Forschungsstillstand, der erst in den 1970er Jahren von den USA her

---

[1]Janus, Ludwig: Die Wiederentdeckung Otto Ranks für die Psychoanalyse. Psychosozial Verlag, Gießen, 1998.
[2] Otto Rank stirbt 1939, ca. 40 Tage nach Freud

kommend neu belebt werden kann. Das Bewusstsein für die Bedeutung der Geburt und die Pränatalzeit beruht also hierzulande nicht auf einer tradierten wissenschaftlichen Basis, sondern wird ins Nachkriegsdeutschland von den USA her importiert. Beispielhaft sind zu nennen Wilhelm Reich und Arthur Janov [3], die mit ihren körperpsychotherapeutischen Methoden weltweit beträchtliche Resonanz finden.

Was Kinder vor der Geburt wahrnehmen, sammelt systematisch David Chamberlain[4], Kalifornien, ab den 1980er Jahren. Heute gibt es zahlreiche wissenschaftliche Studien und Langzeituntersuchungen und es steht zweifelsfrei fest: Kinder vor der Geburt leben und erleben, sie fühlen und träumen, spüren und sind neugierig, hören und schmecken, ängstigen und entspannen sich[5]. Pränatale Erlebnisse und insbesondere die Umstände der Geburt werden vom Baby neuronal aufgezeichnet und keinesfalls wertfrei erlebt.

Die Art und Weise, wie ein Kind zur Welt kommt, wirkt sich im späteren Leben aus. Insbesondere ist die Geburt als erster Übergang im Leben neu zu bewerten. Ein liebevoller, ahnungsloser, leichtsinniger oder rücksichtsloser Umgang des sozialen Netzes mit der Schwangeren oder durch die Schwangere selbst hat Folgen für das Baby, unter ungünstigen Lebensumständen lebenslang[6].

Wie wenige Kenntnisse diesbezüglich bei Fachleuten vorhanden sind, beweisen Befragungen von Müttern. Häufig wird berichtet, dass Medikamente zur Beeinflussung der Wehentätigkeit verabreicht werden. Zu keiner Zeit gab es so wenige Geburten am Wochenende

---

[3] Janov, Arthur: Der Urschrei. Fischer Verlag Frankfurt/M. 1979
[4] Chamberlain, David B.: Woran Babys sich erinnern. Kösel Verlag, München, 1994
[5] Janus, Ludwig (Hrsg.): Wie die Seele entsteht. Unser psychisches Leben vor und nach der Geburt. Mattes Verlag, Heidelberg, 2008.
[6] Huether, Gerald; Krens, Inge: Das Geheimnis der ersten neun Monate – Unsere frühesten Prägungen. Walter-Verlag, 3. Auflage 2005. S. 21 ff., S. 96 f.

wie heute. In Niedersachsens Kliniken werden nachweislich 93 Prozent aller Geburten medikamentös oder durch invasive Medizin beeinflusst. Das ergab eine Studie von nahezu einer Million Daten aus 15 Jahren[7].

Es ist keineswegs egal, ob ein Prozess der natürlichen Reifung und Abnabelung durch die Geburt zum Abschluss kommt, oder ob dasselbe Kind durch Betäubung, Operation und Trennung von der Mutter einen Schock erleidet[8]. Solche Eingriffe dürften der Folgen wegen nur im Notfall durchgeführt werden.

Neue Babytherapien, Schreibabysprechstunden und viele therapeutische Interventionen nach der Geburt bei viel zu vielen gestressten und unruhigen Kindern zeigen, dass im Vorfeld gravierende (gesellschaftliche) Fehler gemacht werden. Junge unerfahrene Eltern verlassen sich auf die Fachleute. Darum trifft sie keine Schuld.

Sie sind darauf angewiesen, dass ihnen diese wegen ihrer Unerfahrenheit helfen und Vertrauen in die beginnende Elternschaft stärken, statt sie zu verunsichern und die Schwangerschaft zu pathologisieren. Werdende Eltern, die Selbstbestimmung für sich einfordern, kommen mit den gegenwärtigen Bedingungen besser zurecht.

Für eine regressionstherapeutische Begleitarbeit ist es unerlässlich, bei allen Klienten nach der Pränatalzeit und Geburt und natürlich auch nach der frühen Kindheit zu fragen.

---

[7] Schücking, Beate: Untersuchung von ca. 1 Mio. Daten aus 15 Jahren zu klinischen Geburten in Niedersachsen. In: Tinz, S.: FAZ.NET: Die lieben Kleinen (1) 2007.
[8] Thurmann, Ilka-Maria: Die Kaiserschnittgeburt und ihre Auswirkungen. In: Behrmann, Irene; Sturm, Marianne: Leben und Geburt. Mattes Verlag Heidelberg 2008, S.82 ff.

Neurobiologie

Allein den Neurowissenschaften gelingt es in den vergangenen 15 Jahren, mit ihren Forschungsergebnissen bis an die Basis vorzudringen. Ihre Erkenntnisse finden Eingang in jedwedes sozialpädagogische Handlungsfeld. Im psychotherapeutischen Kontext finden die Erkenntnisse besonders in der Psychotraumatologie und der Körperpsychotherapie Widerhall[9].

Die Neurobiologie zeigt durch bildgebende Verfahren, wie Nervenzell-Netzwerke entsprechend individuellem Erleben gestaltet, lebenslang erweiterbar und durch Wechselwirkungen mit Wahrnehmungen von außen aktivierbar sind. Unser Gehirn ist demnach plastisch, durch Lernprozesse und Erfahrungen formbar und individuell geprägt. Wir verdanken der Neurobiologie eine nüchterne Betrachtung zur Entstehung und Wirkung von Gefühlen auf physiologischer Basis. Das ist besonders wichtig für Menschen, die an unerklärlichen Ängsten und Depressionen leiden.

Die biochemischen Grundlagen für Gefühle unterliegen Reiz-Reaktionsmustern, welche schon pränatal angebahnt worden sein können. Wir vermögen heute zu sagen, dass die Gefühle von Anfang an das zentrale Band darstellen, welches durch hunderte Eiweißverbindungen (Hormone) die zwischenmenschlichen Beziehungen in Bewegung hält. Dass das für Kinder vor der Geburt gilt, weil diese über den Kreislauf mit der Mutter fühlen, was sie fühlt und weil sie ab der 22. Woche ein ausgebildetes Gehör haben und z. B. auf Außengeräusche reagieren können, ist eine Erkenntnis von erheblicher Tragweite.

Kinder vor und während und unmittelbar nach der Geburt speichern Gefühltes und Gespürtes in den neuronalen Strukturen ihres Gehirns. So entsteht für alles spätere Erleben eine musterähnliche Grundlage,

---

[9] Bauer, Joachim: Das Gedächtnis des Körpers. Eichborn-Verlag, 2002, S. 90.

ein "Unterfutter". Unterfutter besteht aus gespeicherter Erfahrung von Überlebenswillen aus eigenem Antrieb sowie aus gespeichertem Erleben in Abhängigkeit zum Erleben der Mutter, die ihrerseits auf den Vater und auf das jeweilige Umfeld reagiert.

In der Zusammenarbeit von Neurobiologen und Pränatalpsychologen konnten z. B. die Auswirkungen eines verheerenden Eissturmes, der Quebec (Kanada) 1998 für fünf Wochen vollständig von der Außenwelt abgeschnitten hatte, untersucht werden. 89 schwangere Frauen waren davon betroffen.

In einer Vergleichsstudie mit gleichaltrigen Kindern über fünf Jahren wurde festgestellt, dass die Sprachentwicklung und der verbale IQ bei den betroffenen Kindern deutlich geringer ausfielen als bei der Kontrollgruppe[10].

Die Bedeutung der Neurobiologie für die Psychotherapie ist immens. Das "endogene", das "wahrscheinlich vererbt", das "Man-weiß-nicht-woher-das-kommt" gewinnt im Lichte neurobiologischer Erkenntnisse an Klarheit und gibt Betroffenen wieder eine Perspektive. Wir können Klienten heute sagen, dass psychisches Erleben und Verhalten, somatische und emotionale Symptome einer inneren Logik folgen. Durch solches Wissen erschließen sich für Patienten wertvollste Ressourcen.

---

[10] Laplante et.al. J AM Acad Child Adolesc Psychiat, September 2008

Hamersche Neue Medizin, Pränatalzeit und Geburt

Ryke Geerd Hamer hat erstmals zusammenhängend dargestellt, wie eng Psyche, Organ und Hirn miteinander verbunden sind. Durch seine Erkenntnisse ist klar geworden, dass Konflikte und ihre Lösungen zu den sogenannten Krankheiten führen. Leider setzt an dieser Stelle keine Forschung ein. Noch immer werden die Erkenntnisse gesellschaftlich weitgehend ignoriert.

Daraus folgend werden auch Pränatalzeit und Geburt nicht näher unter diesem Aspekt betrachtet. Das ist ein großes Manko. Denn der vorangestellte kleine Einblick in Erfahrungen zweier Klientinnen rund um deren Geburt lässt ahnen, welche Risiken für die Entstehung "biologischer Konflikte"[11] bestehen. Das gilt, wenn es allein um soziale Konfliktsituationen geht, wie viel mehr, wenn es außerdem noch zu unphysiologischen Geburten kommt, durch medikamentöse Eingriffe, invasive Technik oder Kaiserschnitt.

Stresserleben der Mutter, egal wodurch verursacht, setzt auch das Kind unter Stress. Vorzeitige Wehen sind ein Alarmsignal des Kindes. Im Zusammenhang mit einer Frühgeburt steigert sich das Risiko für biologische Konflikte noch einmal beträchtlich. Ein Zusammenhang zu späteren Leidenszuständen durch die Entstehung von Rezidiven, von "Schienen" ist wahrscheinlich.

Die Unkenntnis über Auswirkungen von Pränatalzeit und Geburt wirkt sich nachteilig aus, wenn gravierende Erlebnisse des Kindes keine Beachtung finden. Selbst wenn Eltern von einer "normalen" Geburt sprechen, kann das Erleben des Kindes doch völlig anders erlebt und bewertet worden sein. Wird das Erleben rund um Schwangerschaft und Geburt nicht berücksichtigt, kann es passieren, dass an Rezidiven "gearbeitet" wird, während die Ursprungstraumen nach wie vor vegetative Reaktionen verursachen.

---

[11] Hamer, Ryke Geerd: Kurzfassung der Neuen Medizin (Stand 2000) Zur Vorlage im Habilitationsverfahren von 1981 an der Universität Tübingen.

Beispiel: Eine Angstthematik löst sich nicht auf, weil die Ursprungssituation aus der Zeit vor dem Spracherwerb kaum über kognitive, also verstandesmäßige Erinnerungen auflösbar ist.

Die Entdeckungen Hamers führen zurück zu evolutionären Wurzeln des Menschen und schaffen ein größeres Bewusstsein für die seelischen und körperlichen Auswirkungen agierender und reagierender Menschen zu unterschiedlichen Zeiten und Kulturen. Eingriffe in natürliche hormonell programmierte Abläufe bei der Geburt sind dem Menschen erst seit wenigen Jahrzehnten möglich.

Unser aller Nachwuchs trägt individuell vermeidbare Risiken, die durch gesellschaftliche Entwicklungen im Gesundheitswesen verursacht werden. Das wiegt deswegen schwer, weil wir noch nie so viel über das pränatale Leben und die hochkomplexen hormonellen Wechselwirkungen zwischen mütterlichem und kindlichem Organismus wussten wie heute, wir es uns gleichzeitig aber leisten, dieses Wissen fast vollständig zu ignorieren. Bei der Geburt eines Kindes wird offenbar, wie nah oder wie entfernt von der Natur sich eine Gesellschaft befindet.

Die Hamerschen "biologischen Konflikte" weisen über die augenscheinlichen Symptome, die in der Pränatalzeit, bei der Geburt oder in der frühen Kindheit entstehen können, hinaus. Den Forderungen der Pränatalpsychologie und -medizin nach langfristiger nachhaltiger Prävention fügt sich die Hamersche Medizin aus therapeutischer Perspektive nahtlos an.

Fazit

Im Bewusstsein vieler Menschen unseres Kulturkreises und auch bei therapeutisch-medizinischen Fachleuten findet ein Umdenken in Richtung ganzheitlicher Behandlungsverfahren statt. Krankenkassen reagieren mit Zusatzverträgen auf die gestiegene Nachfrage nach Alternativen.

Die ART steht in besonderer Resonanz zur Pränatalpsychologie und den Neurowissenschaften. Bisher dominieren psychotherapeutische Methoden, die traditionell ihren Schwerpunkt im Gespräch haben. Methoden, die Körper und Psyche, Fühlen, Spüren sowie die Kognitivebene berücksichtigen, sind demgegenüber im Vorteil.

Psychotherapeutische Praxis kann durch Integration bedeutenden Wissens aus Nachbarwissenschaften ihre Methodik verfeinern, erweitern und vielleicht auch neu ausrichten. Wissende Klienten können ihr eigenes Heilungspotential leichter ausschöpfen. Bei Therapeutinnen und Therapeuten bleibt es dabei: Sie studieren, vergleichen und entdecken. Am Ende ist es doch so, dass sie das Meiste von ihren Klienten lernen.

Irene Behrmann

BücherTipp:
Leben und Geburt
Regressionsionstherapeutische Dokumente
Irene Behrmann u.A. * ISBN 978-3868090123

Zurück ins Leben
Erfahrungen mit der ambulanten Regressionstherapie
Irene Behrmann u.A. * ISBN 978-3934391154

Epilog
Vorsicht – wirkt!

Neugier ist eine Voraussetzung, die man als Journalist mitbringen muss. Ergebnisoffene Recherche ist eine weitere. Aber manchmal geht das auch schief. Wenn man nicht abwarten will. So wie es mir nach der Lektüre von Irenes Buch „Leben und Geburt" ging.

Mitten in einer Konfliktlösung, die mit einigen eher sanften Herzattacken einher ging, experimentierte ich mit Irenes gut beschriebener Regressionstherapie. Ohne ihre Hilfe abzurufen, die sie mir gerne gegeben hätte. Es war alles so einleuchtend und ich hatte den ersten Erfolg innerhalb von wenigen Minuten.

Lange ignoriert oder verdrängt, erinnerte ich mich daran, dass mir meine Mutter, als ich vier Jahre alt war, erzählte, dass ich einen Zwilling hatte, der vor der Geburt gestorben ist. Ein Mädchen. Eine Schwester. Die Umstände waren nicht sehr schön. Aber mit vier Jahren interessierte mich das nur am Rande. Die auslösende Frage war damals: „Warum habe ich eigentlich keine Geschwister?" Die ausführliche Antwort würde den Rahmen dieses Epilogs sprengen.

Mehr als ein halbes Jahrhundert später führte ich mich mit der Regressionstherapie zurück. Wohlwissend, dass unsere aktuelle Persönlichkeit das Resultat unserer Erfahrungen ist. Selbst der pränatalen. Vielleicht sogar insbesondere der pränatalen und frühkindlichen Erfahrungen.

Und fast umgehend ging es los. Ich kam in die schwerste und umfassendste Konfliktlösung, die ich je erlebt hatte. Mindestens vier Einzelkonflikte, die in dieser Zeit entstanden und im Laufe der Jahrzehnte an Masse zugelegt hatten, kamen in die Lösung. Die Epi-Krise zu überstehen war reine Schwerstarbeit. Serien von Herzinfarkten. Bei denen man nicht immer sicher sein konnte, dass ich sie überstehen würde. Dass es mir dann doch gelang sehen Sie daran, dass ich diesen Epilog schreiben kann.

Seit meinem schulmedizinisch diagnostizierten Herzinfarkt im Dezember 2006, der im faktor-L Buch 3 beschrieben ist, kenne ich mich mich mit Infarkten auch in der Praxis aus. Ich weiß wie sie kommen, wie sie sich anfühlen, und welche Spuren sie hinterlassen. Als Resultat meines ersten Infarktes wurde ich erwerbsunfähig krankgeschrieben. Körperliche Belastung wurde mir von den „Schulmedizinern" untersagt.

Rund 100 Tage dauerte die Lösung dieser Konflikte. Einen großen Teil habe ich aktuell im faktor-L Forum dokumentiert. Irgendwer musste es tun. Teilhaben lassen. In die Öffentlichkeit gehen. Mit dem vollen Risiko, dass es auch in die Hose gehen könnte. Einfach um zu zeigen, dass die Neue Medizin praktikabel ist. Auch in Extremsituationen. Und natürlich, um die Forenmitglieder und –Leser darauf hinzuweisen, dass man sich der Hilfe von Therapeuten bedienen sollte, wenn man seine Überlebenschance verbessern will.

Wie man durch Epikrisen kommt, auch durch extreme, werde ich wahrscheinlich in den nächsten Monaten niederschreiben. Sobald ich die rund 14 Kilo verlorene Muskelmasse wieder halbwegs zurück habe.

Görlitz, 15. Januar 2009
Christopher Ray

Literatur

Bauer, Joachim: Das Gedächtnis des Körpers. Eichborn-Verlag, 2002, S. 90

Chamberlain, David B.: Woran Babys sich erinnern. Kösel Verlag, München, 1994

Hamer, Ryke Geerd: Kurzfassung der Neuen Medizin (Stand 2000) Zur Vorlage im Habilitationsverfahren von 1981 an der Universität Tübingen

Huether, Gerald; Krens, Inge: Das Geheimnis der ersten neun Monate - Unsere frühesten Prägungen. Walter-Verlag, 3. Auflage 2005

Janov, Arthur: Der Urschrei. Fischer Verlag Frankfurt/M. 1979

Janus, Ludwig: Die Wiederentdeckung Otto Ranks für die Psychoanalyse. Psychosozial Verlag, Gießen, 1998

Janus, Ludwig (Hrsg.): Wie die Seele entsteht. Unser psychisches Leben vor und nach der Geburt. Mattes Verlag, Heidelberg, 2008

Laplante et.al. J AM Acad Child Adolesc Psychiat, September 2008

Schücking, Beate: Untersuchung von ca. 1 Mio. Daten aus 15 Jahren zu klinischen Geburten in Niedersachsen. In: Tinz, S.: FAZ.NET: Die lieben Kleinen (1) 2007

Thurmann, Ilka-Maria: Die Kaiserschnittgeburt und ihre Auswirkungen. In: Behrmann, Irene; Sturm, Marianne: Leben und Geburt. Mattes Verlag Heidelberg 2008

FAKTuell -Verlag
Wir machen´s einfach!

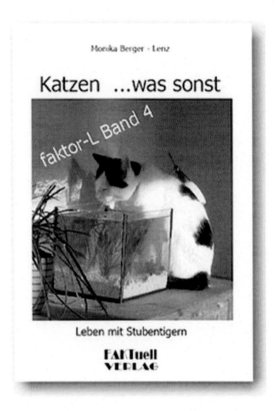

Monika Berger - Lenz

Katzen ...was sonst

faktor-L Band 4

Leben mit Stubentigern

FAKTuell
VERLAG

Band 4 * ISBN 978-3837018608

Die Neue Medizin beschränkt sich natürlich nicht auf uns Menschen. Ebensowenig wie die Schulmedizin nur Humanmediziner kennt. In diesem Buch wird folglich nicht nur vom Alltag mit Katzen berichtet, sondern auch ganz speziell von Ausnahmesituation. Sei es der Krebs von Kater Franz, die Nierenprobleme von Hutch, oder die Bindehautentzündung von Tommy. Fazit: Wer die NM kennt, gibt seinen Tieren eine deutlich größere (Über-)Lebenschance.

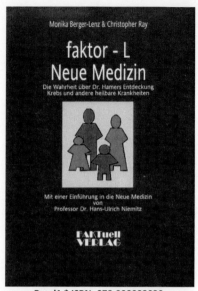

Band1 * ISBN: 978-398092039

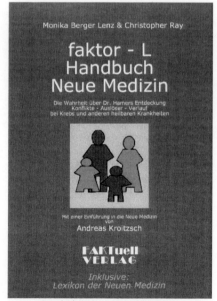

Band 2* ISBN: 978-3980920384

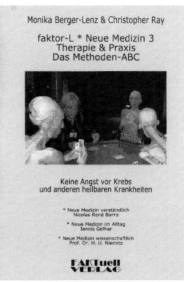

Monika Berger-Lenz & Christopher Ray

faktor-L * Neue Medizin 3
Therapie & Praxis
Das Methoden-ABC

Keine Angst vor Krebs
und anderen heilbaren Krankheiten

* Neue Medizin verständlich
Nicolas René Barro

* Neue Medizin im Alltag
Jannis Gelhar

* Neue Medizin wissenschaftlich
Prof. Dr. H. U. Niemitz

FAKTuell
VERLAG

Band 3 * ISBN: 978-3837001815

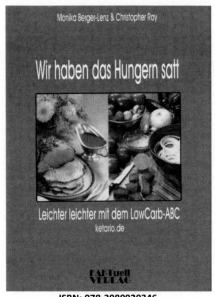

Monika Berger-Lenz & Christopher Ray

Wir haben das Hungern satt

Leichter leichter mit dem LowCarb-ABC
ketario.de

FAKTuell
VERLAG

ISBN: 978-3980920346

FAKTuell -Verlag

Wir machen´s einfach!

Monika Berger-Lenz & Christopher Ray

Wir haben das Fettsein dicke!

Die Wahrheit über ketogene Ernährung
Atkins-Diät, LowCarb und Ketarier

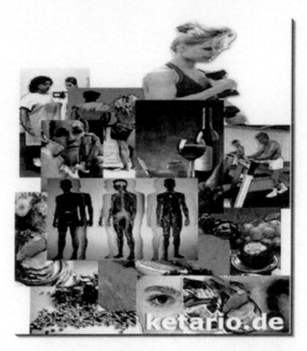

FAKTuell
VERLAG

ISBN: 978-3980920315

FAKTuell -Verlag
Wir machen´s einfach!

InfoTipp:

www.faktor-L.de
Das Forum zur Neuen Medizin

www.ketario.de
Das Forum zur ketogenen Ernährung

www.FAKTuell.de
Deutschlands erste Onlinezeitung

FAKTuell-Redaktion
Monika Berger-Lenz
An den Birken 5
02827 Görlitz
*
Phone: +49 03581-40224-0
Mail: Fakt@FAKTuell.de
